# AutoUni – Schriftenreihe

## Band 184

**Reihe herausgegeben von**

Volkswagen Aktiengesellschaft, Volkswagen Group Academy, Wolfsburg,
Deutschland

Daniel Isemann

# Zur Auslegung von Fahrzeugfronten im Fußgängerschutz mit dem advanced Pedestrian Legform Impactor (aPLI)

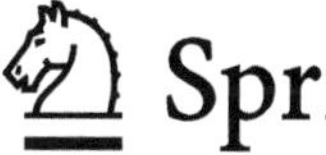 Springer

Daniel Isemann
AutoUni
Wolfsburg, Deutschland

Zugl. Dissertation, TU
Bergakademie Freiberg, 2025, unter dem Titel „Zur Auslegung von Fahrzeugfronten
im Fußgängerschutz mit dem advanced Pedestrian Legform Impactor (aPLI)"

ISSN 1867-3635          ISSN 2512-1154   (electronic)
AutoUni – Schriftenreihe
ISBN 978-3-658-50951-4          ISBN 978-3-658-50952-1   (eBook)
https://doi.org/10.1007/978-3-658-50952-1

Die Deutsche Nationalbibliothek verzeichnet diese Publikation in der Deutschen Nationalbibliografie; detaillierte bibliografische Daten sind im Internet über https://portal.dnb.de abrufbar.



Planung/Lektorat: Carina Reibold
Springer ist ein Imprint der eingetragenen Gesellschaft Springer Fachmedien Wiesbaden GmbH und ist ein Teil von Springer Nature.
Die Anschrift der Gesellschaft ist: Abraham-Lincoln-Str. 46, 65189 Wiesbaden, Germany

# Vorwort

Die vorliegende Arbeit entstand während meiner Zeit als Doktorand von 2021 bis 2024 in der technischen Entwicklung der Volkswagen AG in Wolfsburg. An dieser Stelle möchte ich mich bei den nachstehenden Personen bedanken, ohne deren Mithilfe die Anfertigung dieser Arbeit nicht zustande gekommen wäre.

Mein besonderer Dank gilt Herrn Prof. Dr.-Ing. Matthias Kröger von der TU Bergakademie Freiberg für die wissenschaftliche Betreuung, die konstruktiven Gespräche und die zahlreichen wertvollen Hinweise in den letzten drei Jahren.

Mein Dank gilt auch Herrn Prof. Dr.-Ing. Axel Schumacher von der Bergischen Universität Wuppertal für die ü bernahme des Koreferats.

Ganz außerordentlich danke ich meinen Betreuern Dr.-Ing. Martin Böhme und Dr. rer. nat. Alexander Besch für den fachlichen und überfachlichen Austausch, zahlreiche interessante Gespräche, die allgemeine Unterstützung und das Korrekturlesen der Artikel und Arbeit.

Besonders bedanken möchte ich mich bei Dipl.-Ing. Peter Steinmetz, Dipl.-Ing. Stefan Godau und Ing. Csaba Sirgely, die mir mit ihrem Wissen und ihrer Erfahrung auf dem jeweiligen Fachgebiet stets zur Hilfe standen.

Ein großer Dank gilt auch B.Eng. Karina Lehmann für die Hilfe mit dem Menschmodell, M. Sc. Roman Putter für zahlreiche interessante Gespräche bezüglich neuer Erfindungen und Dr.-Ing. Stefano Chiapedi für die Hilfe mit dem Federmodell.

Ferner danke ich meinen Vorgesetzten für die Bereitstellung der Ressourcen und die eingeräumten Freiheiten, die zum Gelingen dieser Arbeit beigetragen haben.

Für ihre ununterbrochene Unterstützung bedanke ich mich ganz besonders bei meiner Freundin Nadine.

Ergebnisse, Meinungen und Schlüsse dieser Dissertation sind nicht notwendigerweise die der Volkswagen Aktiengesellschaft.

The results, opinions and conclusions expressed in this thesis are not necessarily those of Volkswagen Aktiengesellschaft.

Daniel Isemann

# Abstract

The development of vehicle front-ends to enhance pedestrian safety in road traffic is a complex task. The recently introduced *advanced Pedestrian Legform Impactor* (aPLI) provides a more precise representation of leg impacts in vehicle-pedestrian accidents. However, it poses new challenges. In the pedestrian protection development process of a new vehicle, requirements are predominantly addressed using the Finite Element Method (FEM) and validated in hardware tests. Finally, the pedestrian protection assessment of the vehicle is carried out in approval tests by regulatory and consumer protection authorities.

This thesis provides tools and methods to more comprehensively apply FEM in the development process and devises approaches to address some challenges posed by the aPLI. Initially, the predictive accuracy of current simulation models is assessed. The existing objective rating method, Correlation and Analysis (CORA), is examined regarding the consideration of maximum values in injury curves, as these reflect the requirements in approval tests. From this analysis, CORA+ is derived, integrating the peak value deviation into the CORA metric and enabling an objective evaluation of the simulation's predictive accuracy for leg impacts. Subsequently, sensitivity-based model updating, based on the evaluation of synchronous image sequences using point tracking techniques, is performed. This iteratively adjusts the simulation model to the corresponding test, thereby improving the predictive accuracy according to CORA+. Based on the updated simulation models, sensitivity analyses are conducted to identify influential regions on the vehicle for aPLI impacts. In SUVs, higher vehicle regions are influential, with a stiffer bonnet leading edge being particularly effective, whereas in compact cars, lower vehicle areas are significant. However, the stiffer bonnet leading edge poses a risk of increasing the danger of pelvis and head injuries. Therefore, the stiffness of the SUV's bonnet leading edge is analyzed, demonstrating that aPLI and pelvis injury criteria of the human body model also match for varying test heights. This reveals the potential to reduce injury values by actively conditioning the bonnet leading edge to the respective load case (head or leg). Finally, the reduction of the simulation model to a spring model is validated to use it for the simultaneous investigation of stiffness and geometry parameters.

# Kurzfassung

Die Entwicklung von Fahrzeugfronten zur Verbesserung der Fußgängersicherheit im Straßenverkehr ist eine komplexe Aufgabe. Der kürzlich eingeführte Prüfkörper *advanced Pedestrian Legform Impactor* (aPLI) bildet den Beinanprall bei Fahrzeug-Fußgängerunfällen genauer ab, bringt jedoch neue Herausforderungen mit sich. Im Fußgängerschutz-Entwicklungsprozess eines Neufahrzeugs werden die Anforderungen überwiegend mittels Finite-Elemente-Methode (FEM) adressiert und in Gesamtfahrzeugversuchen validiert. Abschließend wird die Fußgängerschutzbewertung des Fahrzeugs in Freigabeversuchen von Gesetzgeber- und Verbraucherschutzseite vorgenommen.

Diese Arbeit stellt Werkzeuge und Methoden zur Verfügung, um die FEM im Entwicklungsprozess umfassender anwenden zu können und erarbeitet Vorgehensweisen, die das Lösen einiger Herausforderungen durch den aPLI ermöglichen. Zunächst wird die Prognosegüte aktueller Simulationsmodelle geprüft. Die bestehende objektive Bewertungsmethode Correlation and Analysis (CORA) wird dabei hinsichtlich der Berücksichtigung von Maximalwerten in Verletzungskurven untersucht, da diese die Anforderungen in den Freigabeversuchen widerspiegeln. Aus dieser Analyse entsteht CORA+, das die Maximalwertabweichung in die CORA-Metrik integriert und eine objektive Bewertung der Simulationsprognosegüte des Beinanpralls ermöglicht. Anschließend wird eine sensiti-vitätsbasierte Modellaktualisierung, basierend auf der Auswertung synchroner Bildsequenzen mittels Punktverfolgungsverfahren, durchgeführt. Hierdurch wird das Simulationsmodell iterativ an den entsprechenden Versuch angepasst, wodurch die Prognosegüte gemäß CORA+ verbessert wird. Basierend auf den aktualisierten Simulationsmodellen werden Sensitivitätsanalysen durchgeführt, die einflussreiche Regionen am Fahrzeug für den aPLI-Anprall identifizieren. Bei SUVs sind höhere Fahrzeugregionen einflussreich und insbesondere eine steifere Motorhaubenvorderkante effektiv, während bei Kompaktwagen niedrigere Fahrzeugbereiche von Bedeutung sind. Die steifere Motorhaubenvorderkante birgt jedoch das Risiko, die Gefahr für Hüft- und Kopfverletzungen zu erhöhen. Es wird deshalb die Steifigkeit der Motorhaubenvorderkante des SUVs analysiert und gezeigt, dass aPLI- und Hüftverletzungskriterien des Menschmodells auch für variierende Testhöhen übereinstimmen. Dies offenbart das Potential, durch die aktive Konditionierung der Motorhaubenvorderkante auf den jeweiligen Lastfall (Kopf bzw. Bein), Verletzungswerte zu reduzieren. Abschließend wird die Reduktion des Simulationsmodells auf ein Federmodell validiert, um dieses für die gleichzeitige Untersuchung von Steifigkeits- und Geometrieparametern zu verwenden.

# Formelverzeichnis

## Notation von Skalaren und Tensoren

$a$, A     Skalar

**a, A**     Tensoren 1. Stufe (Vektoren) und Tensoren höherer Stufe

## Lateinische Buchstaben

| | | |
|---|---|---|
| $a$ | $[-]$ | Gewichtungsfaktor |
| $A$ | $[-]$ | Fläche unter der Kurve |
| $b$ | $[-]$ | Gewichtungsexponent |
| **B** | $[-]$ | Verzerrungsmatrix |
| $c_e$ | $\left[\frac{m}{s}\right]$ | Wellenausbreitungsgeschwindigkeit |
| $C$ | $[-]$ | veränderter Maximalwert eines Verletzungskriteriums |
| $\mathbf{C_{damp}}$ | $[-]$ | Dämpfungsmatrix |
| $d$ | $[-]$ | Gewichtungsfaktor |
| $D$ | $[-]$ | Maximalwertabweichung |
| $D_f$ | $[-]$ | Dissipationsfaktor |
| **D** | $[-]$ | Tensor der Deformationsrate |

| | | |
|---|---|---|
| $e$ | $[-]$ | Element |
| $E$ | $\left[\frac{N}{mm^2}\right]$ | Elastizitätsmodul |
| $\mathbf{E}$ | $[-]$ | Green-Lagrange-Dehnungstensor |
| $f$ | $[-]$ | Zielfunktion |
| $\mathbf{f}$ | $[-]$ | Kraftvektor |
| $F$ | $[N]$ | Kraft |
| $\mathbf{F}$ | $[-]$ | Tensor des Deformationsgradienten |
| $g_{best}$ | $[-]$ | beste globale Position |
| $\mathbf{g}$ | $[-]$ | Vektor der vorgeschriebenen Randbedingungen |
| $G$ | $[-]$ | Größe |
| $h$ | $[mm]$ | Bauteildicke |
| $\mathbf{H}$ | $[-]$ | Hesse-Matrix |
| $i$ | $[-]$ | Iterator |
| $j$ | $[-]$ | Partikel |
| $\mathbf{J}$ | $[-]$ | Jacobi-Matrix |
| $K_{xy}$ | $[-]$ | Kreuzkorrelation |
| $\mathbf{K}$ | $[-]$ | Steifigkeitsmatrix |
| $l_e$ | $[mm]$ | charakteristische Elementlänge |
| $L_{gen}$ | $[-]$ | generierte Partikel pro Iteration je Schwarm |
| $m$ | $[-]$ | Anzahl der Freiheitsgrade |
| $\mathbf{M}$ | $[-]$ | Massenmatrix |
| $\mathbf{M_0}$ | $[-]$ | Modelloperator |
| $n$ | $[ms]$ | Zeitschritt |
| $\mathbf{n}$ | $[-]$ | Normalenvektor des Rands des Gebiets |
| $N$ | $[-]$ | Schwarmgröße |
| $p$ | $[-]$ | Präferenzfunktion |
| $p_{best}$ | $[-]$ | beste persönliche Position |
| $P$ | $[-]$ | Phase |
| $P_C$ | $[-]$ | Maximalwert der Vergleichskurve |
| $P_R$ | $[-]$ | Maximalwert der Referenzkurve |
| $P^j$ | $[-]$ | Postion des j-ten Partikels |
| $\mathbf{P}$ | $[-]$ | Parameterraum |

| | | |
|---|---|---|
| $r$ | $[-]$ | Pearson-Korrelationskoeffizient |
| $r_{res}$ | $[-]$ | Residuum |
| $rdm$ | $[-]$ | Gewichtungsfaktor |
| $R^2$ | $[-]$ | Bestimmtheitsmaß |
| $s$ | $[-]$ | Skalierungsfaktor |
| $t$ | $[ms]$ | Zeit |
| $t_{krit}$ | $[ms]$ | stabiler Zeitschritt |
| $T$ | $[-]$ | maximale Iterationen |
| $T_O$ | $[-]$ | obere Verletzungsschwelle |
| $T_U$ | $[-]$ | untere Verletzungsschwelle |
| $u$ | $[mm]$ | Verschiebung |
| $\boldsymbol{u}$ | $[-]$ | Verschiebungsvektor |
| $\boldsymbol{u_{node}}$ | $[-]$ | Verschiebungsvektor der Knotenverschiebungen |
| $\bar{v}$ | $\left[\frac{m}{s}\right]$ | vorgeschriebene Geschwindigkeitsrandbedingung |
| $V$ | $[-]$ | Form |
| $V^j$ | $\left[\frac{m}{s}\right]$ | Geschwindigkeit des j-ten Partikels |
| $w$ | $[-]$ | Gewichtungsfunktion |
| $\bar{w}$ | $[-]$ | Gewichtungsfaktor |
| $x$ | $[-]$ | Referenzkurve |
| $\mathbf{x}$ | $[-]$ | Knotenverschiebungsvektor |
| $\mathbf{x_e}$ | $[-]$ | Eingangsgrößen |
| $y$ | $[-]$ | Vergleichskurve |
| $Y$ | $[mm]$ | Fahrzeugkoordinate in y-Richtung |
| $Y_{norm}$ | $[-]$ | Extremum der Referenzkurve |
| $\mathbf{z}$ | $[-]$ | Vektor der Ausgangsgrößen |

## Griechische Buchstaben

| | | |
|---|---|---|
| $\alpha$ | $[-]$ | Steigung |
| $\beta$ | $[-]$ | Gewichtungsfaktor |
| $\delta$ | $[-]$ | Phasenverschiebung |
| $\delta_k$ | $[-]$ | Konvergenzkriterium |
| $\in_k$ | $[-]$ | Konvergenzkriterium |
| $\in$ | $[-]$ | Vektor der Modellunsicherheit |
| $\theta$ | $[-]$ | Parameter |
| $\theta_{\mathbf{node}}$ | $[-]$ | Knotenrotationen |
| $\mu$ | $[-]$ | Vektor der Versuchsunsicherheit |
| $\nu$ | $[-]$ | Querkontraktionszahl |
| $\xi$ | $[-]$ | lokales Koordinatensystem der Elemente |
| $\rho$ | $\left[\frac{kg}{m^3}\right]$ | Dichte |
| $\sigma$ | $[-]$ | Standardabweichung |
| $\sigma_a$ | $[-]$ | halbe Breite des äußeren Korridors |
| $\sigma_i$ | $[-]$ | halbe Breite des inneren Korridors |
| $\sigma$ | $\left[\frac{N}{mm^2}\right]$ | Spannungstensor |
| $\omega$ | $[-]$ | Gewichtungsfaktor |
| $\Omega$ | $[-]$ | Gebiet |
| $\delta\Omega$ | $[-]$ | Rand des Gebiets |

# Inhaltsverzeichnis

# Abkürzungsverzeichnis[1]

| | |
|---|---|
| ACL | Anterior Cruciate Ligament |
| AIS | Abbreviated Injury Scale |
| aPLI | advanced Pedestrian Legform Impactor |
| ASA | Acrylnitril Styrol Acrylat |
| BASt | Bundesanstalt für Straßenwesen |
| CORA | Correlation and Analysis |
| COSI | Correlation of Signals |
| DOE | Design of Experiment |
| EEARTH | Enhanced Error Assessment of Response Time Histories |
| EPDM | Ethylen Propylen Dien Monomer |
| Euro NCAP | European New Car Assessment Programme |
| FAT | Forschungsvereinigung Automobiltechnik e. V. |
| FEA | Finite-Elemente-Analyse |
| FEM | Finite-Elemente-Methode |
| FGS | Fußgängerschutz |
| FlexPLI | Flexible Pedestrian Legform Impactor |
| GIDAS | German In-Depth Accident Study |
| GMT | Glass mat thermoplastic |
| HIC | Head injury criterion |
| HBM | Human body model |
| JAMA | Japan Automobile Manufacturers Association |

---

[1] Englischsprachige Abkürzungen sind bei ihrer ersten Nennung im Text mit einer Übersetzung versehen.

| | |
|---|---|
| JARI | Japan Automobile Research Institute |
| JSAE | Society of Automotive Engineers of Japan |
| Ksg | Kühlerschutzgitter |
| LCL | Lateral Collateral Ligament |
| LHS | Latin Hypercube Sampling |
| LLB | Left leg back |
| MADM | Minimum Area Discrepancy Method |
| MCL | Medial Collateral Ligament |
| MOPSO | Multi-Objective Particle Swarm Optimisation |
| PBT | Polybutylenterephthalat |
| PC | Polycarbonat |
| PCL | Posterior Cruciate Ligament |
| PEP | Produktentstehungsprozess |
| Pkw | Personenkraftwagen |
| PMHS | Post-mortem human subject |
| PP | Polypropylen |
| PSO | Partikelschwarmoptimierung |
| Qt | Querträger |
| SOP | Start of production |
| Stf | Stoßfänger |
| SUBP | Simplified Upper Body Part |
| SUV | Sport utility vehicle |
| THUMS AM50 | Total Human Model for Safety Average Male 50 |
| TRL | Transport Research Laboratory |
| VPS | Virtual Performance Solution |
| VRU | Vulnerable road user |

# Einleitung

Die Europäische Kommission hat das Ziel die Anzahl der getöteten Personen im Straßenverkehr kontinuierlich zu verringern. Hierfür wurden gesetzliche Maßnahmen zur Fahrzeugsicherheit, Verbesserungen der Verkehrsinfrastruktur und Schulungen von Verkehrsteilnehmern eingeführt. Abbildung 1.1 belegt eine enorme Verringerung getöteter Personen im deutschen Straßenverkehr, trotz einer Steigerung der Gesamtfahrdistanz von Personenkraftwagen (Pkw) von 219,9 auf 578,1 Milliarden Kilometer zwischen 1970 und 2020 [5]. Eine wesentliche Maßnahme zur Unterstützung dieses Trends in der Vergangenheit war die Einführung von Prüfverfahren zum Schutz von Fußgängern und anderen ungeschützten

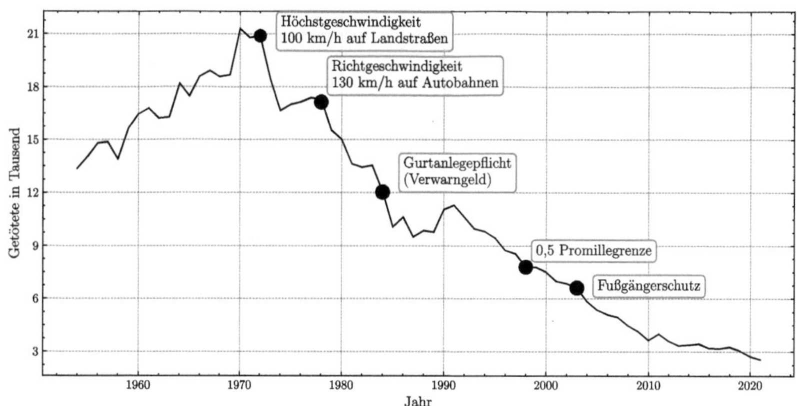



**Abbildung 1.1** Entwicklung der im deutschen Straßenverkehr getöteten Personen mit Kennzeichnung relevanter gesetzlicher Änderungen zum Schutz der Verkehrsteilnehmer nach [4]



D. Isemann, *Zur Auslegung von Fahrzeugfronten im Fußgängerschutz mit dem advanced Pedestrian Legform Impactor (aPLI)*, AutoUni – Schriftenreihe 184, https://doi.org/10.1007/978-3-658-50952-1_1

Verkehrsteilnehmern (VRU[1]) durch das Europäische Parlament und den Europäischen Rat in der Richtlinie 2003/102/EG für die Zulassung von Fahrzeugen im Jahre 2003 [7]. Seit Einführung dieser Regelung hat sich die Anzahl deutschlandweit getöteter Fußgänger bis ins Jahr 2021 von 817 auf 343 mehr als halbiert [3].

Ausschlaggebend für diese Entwicklung war die Einführung von Ersatzprüfkörpern – sog. *Impaktoren* –, die isolierte Bereiche des menschlichen Körpers abbilden. Diese werden zur Nachstellung von gefährlichen, ausschließlich innerorts auftretenden, Lastfällen von VRU gegen Fahrzeugfrontflächen verwendet. Hierbei prallen die Impaktoren gegen die betroffenen Fahrzeugfrontflächen und je nach Impaktor werden verschiedene Messgrößen in äquivalente Verletzungskriterien umgerechnet. Anhand dieser erfolgt die Fußgängerschutzbewertung eines Fahrzeugs. Das Ziel ist die Minderung der Verletzungsschwere, die VRU bei den Lastfällen erleiden. Abbildung 1.2 skizziert die Fußgängerschutzimpaktoren in exemplarischen Prüfszenarien.

Eine ausführliche Erläuterung der Versuche und der dazugehörigen Versuchsauswertung im Fußgängerschutz (FGS) für den europäischen Wirtschaftsraum, kann in den aktuellen Prüfprotokollen von Gesetzgeber- [128] und Verbraucherschutzseite[2] [1, 2] gefunden werden. Zudem bietet Kühn et al. [75] eine umfassende Übersicht über das Gebiet des FGS. Zur weiteren Verringerung getöteter Verkehrsteilnehmer wurde von der Europäischen Kommission im Weißbuch Verkehr von 2011 die *Vision Zero* aufgegriffen, die 1995 von der Trafikverket[3] ausgerufen wurde [69].

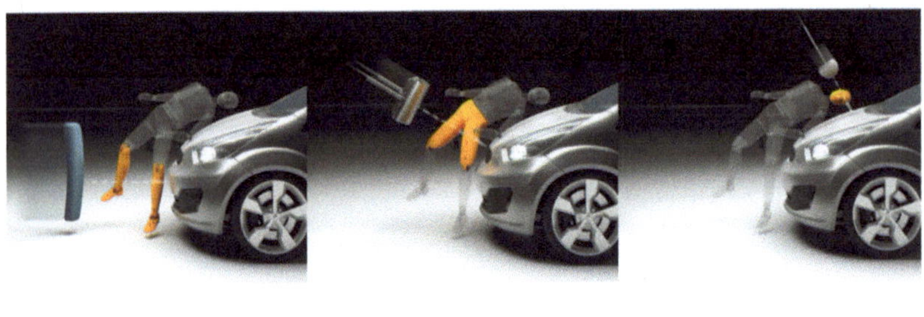

(a) Beinanprall      (b) Hüftanprall      (c) Kopfanprall

**Abbildung 1.2** Fußgängerschutzimpaktoren in exemplarischen Prüfszenarien: (a) Beinanprall, (b) Hüftanprall und (c) Kopfanprall [29]

---

[1] Vulnerable Road User (deutsch: ungeschützter Verkehrsteilnehmer)

[2] Euro NCAP bzw. European New Car Assessment Programme (deutsch: Europäisches Bewertungsprogramm für Automobile)

[3] Schwedisches Zentralamt für Verkehrsinfrastruktur

Diese strebt null Verkehrstote im Jahr 2050 an. Zum Erreichen dieses Bestrebens erfahren die Lastfälle kontinuierlich schärfere Randbedingungen durch Gesetzgeber und Verbraucherschutzorganisationen. Zusätzlich beschäftigen sich Forschungsvorhaben mit der Verbesserung der Biofidelität[4] der Impaktoren. Die Vision Zero wird von der deutschen Automobilindustrie beispielsweise durch die Initiative der Berliner Erklärung zur Fahrzeugsicherheit unterstützt [114]. Letztendlich mündet dies in veränderten Vorbaukonstruktionen, Motorhauben mit stoßabsorbierenden Eigenschaften oder aktiv aufstellbaren Motorhauben zur Erfüllung jener Vorgaben.

## 1.1    Motivation

Das stetige Ziel von Automobilherstellern ist die Optimierung des Produktentstehungsprozesses (PEP) und das Reduzieren kostenintensiver Hardwaretests im Entwicklungsprozess. Das Gemeinschaftsprojekt IMVITER[5] zwischen europäischen Automobilherstellern und öffentlichen Behörden, mit der Zielsetzung, virtuelle Testergebnisse zur Erfüllung sicherheitsrelevanter Vorschriften, insbesondere im FGS, zu verwenden, endete 2012. Das Ergebnis dieses Forschungsvorhabens war, dass virtuelle Tests, vorzugsweise mittels Finite-Elemente-Methode (FEM), aufgrund zu großer Unsicherheiten (noch) nicht alle physischen Tests im FGS ersetzen können. Es wurde eine Roadmap definiert, die bis 2040 vorsieht, die angesprochenen Unsicherheiten zu reduzieren, um den Großteil der sicherheitsrelevanten Vorschriften im FGS durch virtuelle Tests zu erfüllen. [26] Heutzutage eignen sich Simulationen vor allem zur Erstellung von qualitativen Aussagen über die FGS-Eignung von Neufahrzeugen, um kritische Bauteile oder Fahrzeugregionen zu identifizieren, die anschließend in physischen Versuchen untersucht werden. Die vorliegende Arbeit soll einen Beitrag zur Umsetzung dieser Roadmap liefern.

Abbildung 1.3 stellt den gegenwärtigen Entwicklungsprozess für ein Neufahrzeug im FGS schematisch dar. Es sind die wichtigsten Meilensteine aufgeführt, die abschließend in den SOP[6] münden. Für ein europäisches Neufahrzeug sind die Homologation und der Euro NCAP die entscheidenden Abschlussprüfungen. Hier wird die FGS-Eignung des Fahrzeugs vom Gesetzgeber (Homologation) und vom Verbraucherschutz (Euro NCAP) in physischen Versuchen bewertet. Versuche sind im Entwicklungsprozess nach wie vor erforderlich.

---

[4] Maß, wie gut ein Dummy die Eigenschaften des menschlichen Körpers abbildet

[5] Implementation of Virtual Testing in Safety Regulations (deutsch: Implementierung virtueller Tests für Sicherheitsvorschriften)

[6] Start of Production (deutsch: Serienproduktionsstart)

Zusätzlich ist in Abbildung 1.3 über dem gesamten Entwicklungszeitraum, der mehrere Jahre beträgt, der Entwicklungsaufwand aufgetragen. Die Simulation wird beinahe über den gesamten Entwicklungszeitraum genutzt, wohingegen Versuche erst spät genutzt werden können, weil Prototypenbauteile vorliegen müssen. Einzelne Komponenten sind früher verfügbar als das Gesamtfahrzeug selbst, wodurch Komponentenversuche etwas früher durchgeführt werden können als Gesamtfahrzeugversuche. Insgesamt nimmt die Simulation aufgrund des höheren Entwicklungsaufwands über einen großen Teil des Entwicklungszeitraums eine bestimmende Rolle in der FGS-Entwicklung ein. Valide Simulationsmethoden sind notwendig, damit Risiken schon in frühen Entwicklungsphasen identifiziert und behoben werden können [27].

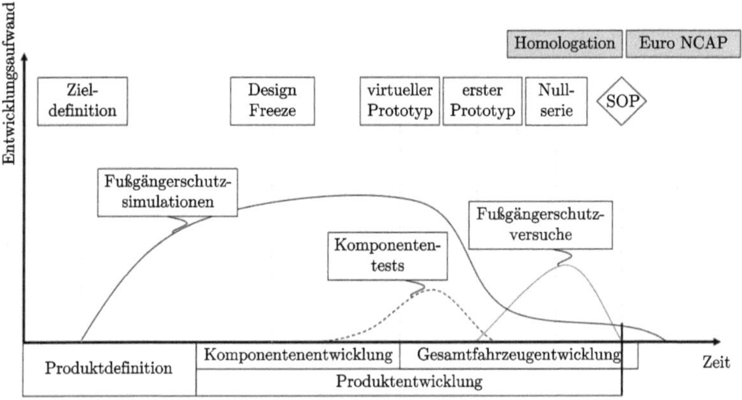


**Abbildung 1.3** Entwicklungszyklus für ein Neufahrzeug im Fußgängerschutz nach [118]

## 1.2  Zielsetzung und Lösungsansatz

Das neueste Euro NCAP vulnerable road users assessment protocol (v11.4) [1] stellt den advanced Pedestrian Legform Impactor (aPLI) vor und ersetzt den Flexible Pedestrian Legform Impactor (FlexPLI) zur Bewertung der FGS-Eignung eines Fahrzeugs während eines Fahrzeug-Fußgänger-Beinanpralls. Abbildung 1.4 zeigt den neuartigen Beinimpaktor aPLI im Vergleich zu seinem Vorgänger, dem FlexPLI.

Der auffälligste Unterschied zwischen beiden Impaktoren ist die hinzugefügte vereinfachte Oberkörpermasse am aPLI.

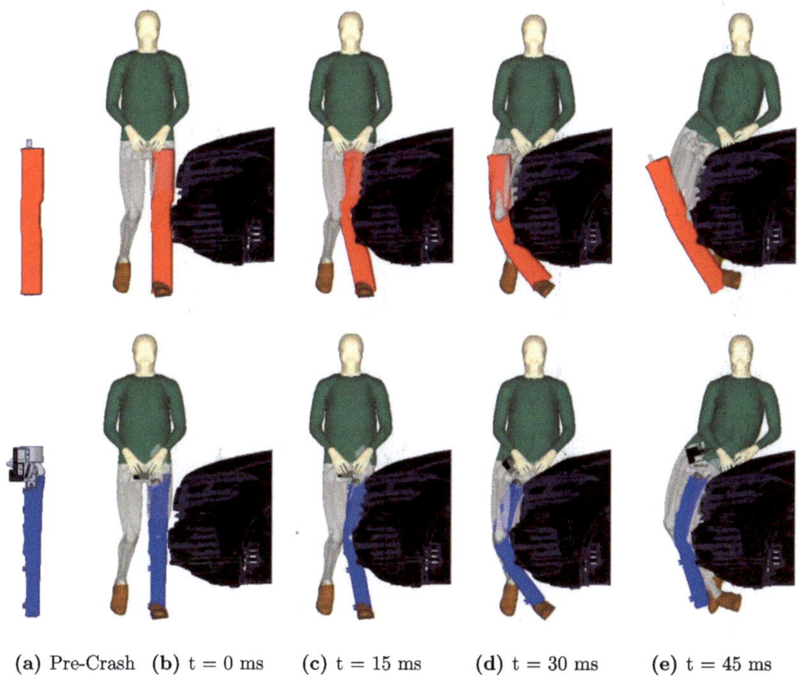



**Abbildung 1.4** Exemplarische Anprallkinematik des FlexPLI (oben) und des aPLI (unten) an einem SUV im Vergleich zu einem Menschmodell

Diese beeinflusst die Impaktorkinematik während des Fahrzeuganpralls stark. Insgesamt sorgt der aPLI für ein wesentlich biofideleres Abbild des Fahrzeug-Fußgänger-Beinanpralls als der FlexPLI [59]. Insbesondere bei SUVs ist diese Umstellung signifikant [56].

Die Zielsetzung dieser Arbeit besteht in der Entwicklung und Validierung von Werkzeugen und Methoden zur umfassenderen Anwendung der FEM im Entwicklungsprozess von Fahrzeugfronten zur Verbesserung der Fußgängersicherheit. Hierbei soll insbesondere die Herausforderung durch den kürzlich eingeführten aPLI adressiert werden. Die Untersuchungen umfassen Gesamtfahrzeugversuche und FEM Simulationen. In den physischen Tests werden neben der Messung der Verletzungswerte auch optische Messungen durchgeführt. Der Lösungsansatz für die Zielsetzung dieser Arbeit unterteilt sich in mehrere miteinander verbundene Aufgaben:

- Überprüfung der bestehenden objektiven Bewertungsmethode Correlation and Analysis (CORA) zur Bewertung der Prognosegüte aktueller Simulationsmodelle und Entwicklung einer neuen Bewertungsmethode für den Fußgängerschutz Beinanprall.
- Verbesserung der Prognosegüte der Simulationsmodelle durch Modellverbesserungen gemäß der neu entwickelten objektiven Bewertungsmethode mithilfe des Vergleichs von Simulationsergebnissen mit optischen Messungen im Gesamtfahrzeugversuch.
- Identifikation einflussreicher Fahrzeugfrontregionen auf die aPLI-Verletzungskriterien für verschiedene Fahrzeugtypen mithilfe der aktualisierten Simulationsmodelle.
- Validierung der einflussreichen Fahrzeugfrontregionen durch Full-Scale-Menschmodellsimulationen und Vergleich der Verletzungswertänderungen mit den Ergebnissen des aPLI für konstruktive Anpassungen am Fahrzeug.
- Reduktion des Simulationsmodells auf ein Federmodell zur gleichzeitigen Untersuchung von Geometrie- und Steifigkeitsparametern auf die aPLI-Verletzungswerte und Validierung des Federmodells mithilfe von Versuchsergebnissen.

Durch die Erforschung der Zusammenhänge zwischen Fußgängerverletzungen und Fahrzeugeigenschaften mithilfe validierter Simulationsmodelle soll die vorliegende Arbeit Grundlagen für konstruktive Änderungen am Fahrzeug liefern, um die Fußgängersicherheit im Straßenverkehr zu verbessern. Zusätzlich sollen neue, effektivere Methoden zur Fahrzeugentwicklung untersucht werden.

## 1.3  Gliederung

Diese Arbeit gliedert sich in insgesamt acht Kapitel. Kapitel 2 behandelt die notwendigen Grundlagen. Die Hauptteilkapitel 3–7 behandeln jeweils ein spezifisches Thema, weshalb diese zu Beginn mit einer Literaturübersicht bzw. einem Stand der Technik versehen sind. In den meisten Fällen sind diese Kapitel in sich geschlossen. Sie adressieren jeweils ein Thema, zu dem bereits Veröffentlichungen existieren. Abschnitt 1.4 bietet eine Übersicht über die Veröffentlichungen im Zusammenhang mit der vorliegenden Arbeit. Der Aufbau der Arbeit gliedert sich folgendermaßen:

**Kapitel** 2 stellt die Grundlagen für die Fußgängerschutzentwicklung im Automobilbereich dar. Das Kapitel beginnt mit der Einführung des Fußgänger-Beinanpralls und der Anatomie des menschlichen Beins. Es wird die Weiterentwicklung der Beinprüfkörper und der Aufbau moderner Fahrzeugfronten aufgezeigt. Das Kapitel wird durch die Beschreibung der verwendeten Werkzeuge (FEM und numerische Optimierung) zum Erzielen der Forschungsergebnisse abgeschlossen.

**Kapitel** 3 behandelt eine neuartige objektive Bewertungsmethode zur Quantifizierung der Prognosegüte von FEM-Simulationsmodellen im FGS. Zunächst wird die objektive Bewertungsmethode des Stands der Technik – CORA – hinsichtlich ihrer Eignung zur Bewertung von Fußgängerschutzsimulationen analysiert. Im Anschluss an die Ergebnisse dieser Untersuchung wird die Bewertung der Maximalwertabweichung zwischen den Ergebniskurven des Versuchs und der Simulation als zusätzlicher Bestandteil in die bestehende objektive Bewertungsmethode CORA hinzugefügt. Die Ergebnisse dieser Erweiterung – sog. CORA+ – werden mit den ursprünglichen CORA-Ergebnissen verglichen und abschließend diskutiert.

**Kapitel** 4 präsentiert eine neuartige Methode, um das FGS Simulationsmodell an den entsprechenden Versuch anzugleichen. Basierend auf der Kombination des Punktverfolgungsverfahrens synchroner Bildsequenzen und des Finite Elemente Modell Updates wird eine sensitivitätsbasierte Modellaktualisierung erreicht. Diese Modellaktualisierung wird auf einen Kompaktwagen und einen SUV angewandt. Die Ergebnisse dieser Untersuchungen werden abschließend diskutiert.

**Kapitel** 5 präsentiert eine Untersuchung verschiedener Fahrzeugfrontkomponenten hinsichtlich ihres Einflusses auf die Verletzungskriterien des aPLI. Auch hier werden die Ergebnisse anhand eines Kompaktwagens und eines SUVs erzeugt. Es werden Parameterstudien durchgeführt und analysiert, wodurch neue Ansätze für die Optimierung von Fahrzeugfrontstrukturen abgeleitet werden, die bestehende Optimierungsansätze erweitern.

In **Kapitel** 6 wird die Steifigkeit der Motorhaubenvorderkante eines SUVs, die sich in Kapitel 5 als sehr einflussreich erwies, analysiert. Hierfür werden neben den aPLI-Verletzungswerten, Hüftverletzungswerte mit dem Menschmodell und Kopfverletzungswerte mit dem Kinderkopfimpaktor untersucht. Es wird gezeigt, dass Bein- und Hüftverletzungswerte auch für verschiedene Aufprallhöhen bei übereinstimmende Motorhaubensteifigkeiten günstig sind. Jedoch widersprechen diese den Anforderungen bezüglich Kopfverletzungswerten. Es wird Potential zur Verringerung dieses Zielkonflikts durch die aktive Anpassung der Motorhaubenvorderkantensteifigkeit in Abhängigkeit des Lastfalls aufgezeigt.

**Kapitel** 7 behandelt die Reduktion des FEM Simulationsmodells eines Kompaktwagens auf ein Federmodell. Zunächst werden mittels CORA+-Bewertung die Unterschiede zwischen den verletzungsrelevanten Werten beider Modelle aufgezeigt. Anschließend wird die Prognosegüte des Federmodells mit skalierten Kraft-Weg-Kurven zur Nachstellung von Bauteilanpassungen mit der Prognosegüte des detaillierten Modells verglichen. Durch den Abgleich der Simulationsergebnisse mit entsprechenden Versuchsergebnissen wird die Prognosegüte bewertet.

**Kapitel** 8 fasst die wichtigsten Beiträge der vorliegenden Arbeit zusammen und schlägt mögliche Themen für künftige Untersuchungen vor.

## 1.4    Veröffentlichungen im Zusammenhang mit der Arbeit

| | |
|---|---|
| **Kapitel** 3 | Daniel Isemann, Alexander Besch, Martin Böhme und Matthias Kröger. "CORA+: an objective rating method for the pedestrian protection leg impact". In: *International Journal of Crashworthiness* (16. Mai 2024), S. 1–13. |
| | Daniel Isemann, Alexander Besch, Martin Böhme und Matthias Kröger. "CORA+". In: *13. Freiberger Crashworkshop* (30. September 2022), S. 1–17. |
| **Kapitel** 4 | Daniel Isemann, Alexander Besch, Martin Böhme und Matthias Kröger. "Finite Elemente Modell Update und Anwendung auf ein Low Fidelity Model für den Fußgängerschutz mit dem aPLI". In: *14. Freiberger Crashworkshop* (28. September 2023), S. 1–14. |
| **Kapitel** 5 | Daniel Isemann, Alexander Besch, Martin Böhme und Matthias Kröger. "On the design of vehicle front-ends for pedestrian safety with the advanced Pedestrian Legform Impactor (aPLI)". In: *International Journal of Crashworthiness* (17. Juni 2024), S. 1–11. |
| **Kapitel** 6 | Daniel Isemann, Karina Lehmann, Martin Böhme und Matthias Kröger. "Effects of Impact Side on Medial Collateral Ligament Elongation during Vehicle-Pedestrian Impact". In: *IRCOBI Conference Proceedings*. IRCOBI Conference. Bd. IRC-23-60. Cambridge, England, (14. September 2023), S. 527–528. |
| | Daniel Isemann, Alexander Besch, Karina Lehmann, Martin Böhme und Matthias Kröger. "Investigation of Bonnet Leading Edge Stiffness for the Reduction of Leg, Pelvis and Head Injuries during SUV-Pedestrian Impact". In: *IRCOBI Conference Proceedings*. IRCOBI Conference. Bd. IRC-24-118. Stockholm, Schweden, (12. September 2024), S. 911–927. <br><br> Daniel Isemann, Alexander Besch, Karina Lehmann, Martin Böhme und Matthias Kröger. "Gestaltung einer SUV-Motorhaubenvorderkante für den Fußgängerschutz". In: *15. Freiberger Crashworkshop* (26. September 2024), S. 1–16. |
| **Kapitel** 7 | Daniel Isemann, Alexander Besch, Martin Böhme, Stefano Chiapedi und Matthias Kröger. "Coupling of Finite Element Model Updating (FEMU) and vehicle front-end surface modelling for pedestrian safety with the advanced Pedestrian Legform Impactor (aPLI)". 2024. Publikation in Bearbeitung. |

**Patentanmeldungen:**

Patent:
Daniel Isemann und Roman Putter. "System und Verfahren zum Schutz
eines Verkehrsteilnehmers mit lastfallabhängig differenzierten Schutzmaßnahmen."
DE 10 2024 200 923.7 (Deutschland). Volkswagen AG. Publikation in Bearbeitung.

Patent:
Daniel Isemann, Martin Böhme und Ansgar Nortmann. "Schutzsystem und Verfahren
zum Schutz von Verkehrsteilnehmern mit lastfallabhängig differenzierten Schutzmaßnahmen." DE 10 2024 203 182.8 (Deutschland). Volkswagen AG. Publikation in
Bearbeitung.

# Grundlagen 2

Dieses Kapitel befasst sich mit den erforderlichen Grundlagen zum Verständnis der Forschungsergebnisse in den folgenden Kapiteln. Zunächst wird erklärt, weshalb Impaktoren anstelle von Ganzkörperdummys im Fußgängerschutz zielführend sind. Hierauf aufbauend ergeben sich verschiedene Ersatzlastfälle (vgl. Abbildung 1.2), die den einzelnen Phasen beim Fußgängeranprall zugeordnet werden können. Die thematische Festlegung auf den Beinanprall verlangt eine grundlegende anatomische Beschreibung des menschlichen Beins, um die jeweilige Verletzungsursache und -schwere beurteilen zu können. Die Weiterentwicklung der Beinimpaktoren und die damit einhergehende Verbesserung der Biofidelität der Prüfkörper wird aufgezeigt. Anschließend wird der Aufbau aktueller Fahrzeugfronten und die Bedeutung der Steifigkeitsverteilung für den aPLI-Anprall dargestellt. Da die Untersuchungen überwiegend mithilfe der Finite-Elemente-Methode stattfinden, wird die Funktionsweise eines expliziten FEM-Solvers für FGS-Berechnungen vorgestellt. Abschließend wird das Gebiet der numerischen Optimierung für die Umfänge der Arbeit vorgestellt.

Lastfälle zur Bewertung des Fußgängerschutzes können nicht nur mittels speziell entwickelter Impaktoren durchgeführt werden. Unter Verwendung ganzer Fußgängerdummys können sog. Full-Scale-Tests durchgeführt werden. Diese repräsentieren beispielsweise den 50. Perzentil-Mann mit einer Körpergröße von 175 cm und einem Körpergewicht von 78 kg [136]. Damit lässt sich die Kinematik des Fußgängers beim Anprall komplett auswerten. Zusätzlich ist es möglich den Dummy nach Durchführung des Versuchs zu Röntgen, um Schädigungen der Knochenapparatur festzustellen. Dies ist vor allem in Hinblick auf die Auslegung von Auslösezeiten aktiver Systeme, wie einer aktiven Motorhaube oder einem Außenairbag, wichtig. In Hartwig et al. [38] kann die Unfallrekonstruktion mithilfe eines Full-Scale-Dummy-Versuchs recherchiert werden.


D. Isemann, *Zur Auslegung von Fahrzeugfronten im Fußgängerschutz mit dem advanced Pedestrian Legform Impactor (aPLI)*, AutoUni – Schriftenreihe 184, https://doi.org/10.1007/978-3-658-50952-1_2

Zur numerischen Simulation eines Full-Scale-Tests können sogenannte FE-Menschmodelle eingesetzt werden. Diese Modelle bilden die Anatomie sowie die biomechanischen Eigenschaften des menschlichen Körpers ab. In Abbildung 2.1 ist ein solcher Full-Scale-Test mit dem THUMS AM50 v4.02 FE-Menschmodell[1], das als Surrogat des 50. Perzentil-Manns dient, in chronologischer Reihenfolge abgebildet.

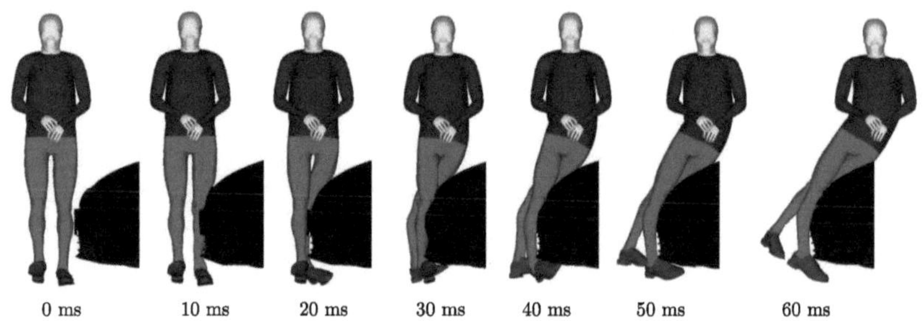


**Abbildung 2.1** Full-Scale-Test mit dem THUMS AM50 v4.02 FE-Menschmodell im Fußgängerschutz

Ein wesentlicher Nachteil von Full-Scale-Tests ist die schlechte Reproduzierbarkeit. Soll beispielsweise der Kopfanprall an einer bestimmten Position der Windschutzscheibe bewertet werden, müsste die Kinematik des gesamten Dummys im Voraus bekannt sein, um gewährleisten zu können, dass die gewünschte Position auf der Scheibe getroffen wird. Weiterhin wird die Kinematik in realen Unfällen durch die Reaktion des Menschen durch Muskelaktivitäten und reflexartige Bewegungen stark beeinflusst, was in einem aktiv gesteuerten Dummy berücksichtigt werden müsste [63, 115]. Zusätzlich sind Full-Scale-Tests sehr kostenintensiv, da ein Dummy lediglich für einen Versuch verwendet werden kann. Anschließend muss dieser vollständig ersetzt oder zumindest stellenweise repariert werden. Dies würde nicht nur zu hohen Kosten für den Versuchsaufwand sondern auch zu hohen Recycling- und/oder Entsorgungskosten für beschädigte Dummyteile führen. Aufgrund der genannten Nachteile sind Full-Scale-Tests für den Einsatz im Entwicklungsprozess zur Bewertung des Fußgängerschutzes nicht zielführend. Die Verwendung von Impaktoren wird deshalb sowohl von Gesetzgeber- als auch von Verbraucherschutzseite gefordert. In der Dissertation von Schluder [115] kann eine

---

[1] Total HUman Model for Safety Average Male 50 (deutsch: Menschmodell des Durchschnittmanns)

ausführliche Gegenüberstellung der Vor- und Nachteile zwischen Full-Scale- und Impaktortests gefunden werden.

Innerhalb der Disziplin des Fußgängerschutzes wird zwischen aktiven und passiven Schutzmaßnahmen unterschieden. Während aktive Maßnahmen wie Fahrerassistenzsysteme die Aufgabe haben, einen Fußgängerunfall zu verhindern oder zumindest die Aufprallgeschwindigkeit zu reduzieren, sorgen passive Maßnahmen, wie z. B. energieabsorbierende Querträgerschäume, für eine Reduzierung der Unfallfolgen und damit der Verletzungsschwere. Im Rahmen der Arbeit wird sich ausschließlich mit dem passiven Fußgängerschutz beschäftigt.

## 2.1 Fußgänger-Beinanprall

Eine Fahrzeug-Fußgänger-Kollision lässt sich in einen Primär- und einen Sekundäraufprall unterteilen. Der Primäraufprall bezeichnet den Zeitraum vom Erstkontakt des Fußgängers mit dem Fahrzeug bis zum Abwurf vom Fahrzeug. Anschließend kommt es zum Sekundäraufprall auf der Fahrbahn. Im Rahmen der Arbeit wird ausschließlich der Primäraufprall analysiert. Die Bewegung des Fußgängers während des Primäraufpralls, lässt sich in drei charakteristische Phasen unterteilen [31]:

- Beinanprall am Stoßfänger
- Hüftanprall an die Motorhaubenvorderkante
- Kopfanprall auf die Motorhaube bzw. Windschutzscheibe

Diese Unterteilung ist auf die kritischsten bzw. häufigsten Verletzungen im Feldgeschehen zurückzuführen. Abbildung 2.2 zeigt die Häufigkeitsverteilung für Fußgängerverletzungen nach Körperregionen in Deutschland zwischen 1985 und 1998 auf Basis der GIDAS[2] Datenbank. In Mizuno [90] kann die Häufigkeitsverteilung für Fußgängerverletzungen nach Körperregion für weitere Länder gefunden werden. Am häufigsten treten Bein- (31,6 %) und Kopfverletzungen (29,9 %) im Feldgeschehen auf. Beinverletzungen werden in der Regel bis zu einem Schweregrad von 3 gemäß der Abbreviated Injury Scale (AIS) klassifiziert, was eine schwere, aber keine lebensbedrohliche, Verletzung darstellt. Die AIS wird international zur Dokumentation und Einschätzung der Verletzungsschwere genutzt und ist insbeson-

---

[2] German In-Depth Accident Study (Gemeinschaftsprojekt der Forschungsvereinigung Automobiltechnik e.V. (FAT) und der Bundesanstalt für Straßenwesen (BASt) zur vertieften Unfalldatenerhebung)

dere im Austausch zwischen Ingenieuren und Medizinern bedeutsam. In Mallory et al. [86] ist aufgezeigt, dass der Stoßfänger-Bein-Kontakt ursächlich für mehr als 20 % aller auftretenden Behinderungen als direkte Unfallfolge ist. Innerhalb des Gebiets des FGS zielen die Maßnahmen zum Beinanprall deshalb vowiegend auf die Minderung von Langzeitfolgen für den Fußgänger ab. Trotzdem darf die Unfallschwere insbesondere von Oberschenkelverletzungen nicht unterschätzt werden, da auch diese lebensbedrohlich sein können.

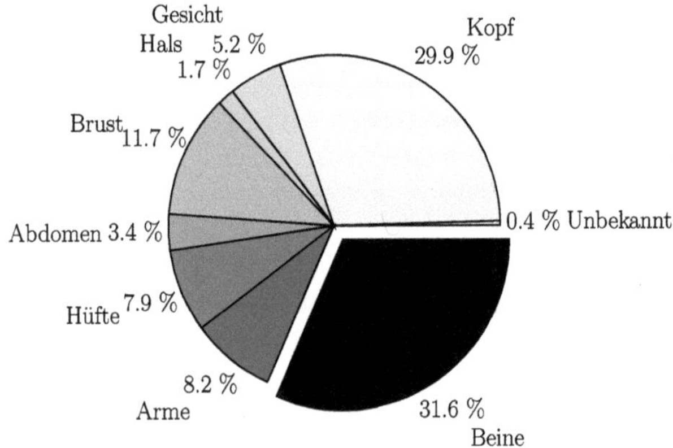


**Abbildung 2.2** Häufigkeitsverteilung von Fußgängerverletzungen nach Körperregionen in Deutschland zwischen 1985 und 1998 nach [90]

## 2.2  Anatomie des menschlichen Beins

Zum Verständnis der Verletzungsmechanismen bei einem Beinanprall erfolgt in diesem Abschnitt eine grundlegende anatomische Darstellung des menschlichen Beins. Zur Orientierung werden die in der Literatur gängigen Richtungsbeschreibungen am Körper bzw. Bein in der Abbildung 2.3 gezeigt. Bei Versuchen und Simulationen im Fußgängerschutz erfolgt der Erstkontakt des Pkws immer auf der lateralen Seite des Beins, unabhängig vom rechten oder linken Bein. Analog zur Benennung der Richtungen am Bein werden das Innenband und das Außenband im Knie als mediales bzw. laterales Seitenband bezeichnet. Es gilt zu beachten, dass die spezifischen Richtungsbezeichnungen am Bein Vorrang gegenüber den Richtungsbezeichnung des Körpers haben. So ist beispielsweise das unterste Ende des Schienbeins (Tibia) als distales Ende der Tibia und nicht als inferiores Ende der Tibia zu bezeichnen. Die Hauptkomponenten des menschlichen Beins sind die Hüfte, der Oberschenkel, das Knie, der Unterschenkel und der Fuß. Das Hüftgelenk verbindet das Becken (Pelvis) mit dem Oberschenkelknochen (Femur). Schien- und Wadenbein (Tibia und Fibula) sind die prägnanten Knochen des Unterschenkels. Über das Kniegelenk sind diese mit dem Femur verbunden. Abbildung 2.4 gibt einen Überblick über die Skelettstruktur des menschlichen Beins. Es ist ersichtlich, dass aufgrund seiner größeren Dicke die Steifigkeit des Unterschenkels maßgeblich von der Tibia beeinflusst wird. In den Unterschenkeln der Beinimpaktoren ist deshalb lediglich die Tibia umgesetzt worden. Die auftretende Steifigkeitsdifferenz aufgrund des fehlenden Wadenbeins (Fibula) wird durch eine steifere Stützstruktur innerhalb der Impaktoren kompensiert [58]. Bestimmend für die Kinematik beim Beinanprall ist das Kniegelenk. Das Hauptprinzip der Kniebewegung ist die Roll-Gleit-Bewegung zwischen Femur und Tibia. Diese Bewegung ermöglicht sowohl den Freiheitsgrad der anterior – posterior Translation als auch den Rotationsfreiheitsgrad der Extension bzw. Flexion. [62, 111] Entscheidend ist diese Bewegung allerdings nicht bei der Nachstellung des Beinanpralls, da das Knie durch den lateralen Erstkontakt primär der lateralen – medialen Verschiebung und dem Rotationsfreiheitsgrad der Adduktion bzw. Abduktion ausgesetzt ist. Die übrigen beiden Freiheitsgrade des Knies sind die Translation in distaler – proximaler Richtung und die Innen- bzw. Außenrotation. Begrenzt werden die Freiheitsgrade durch die Bänder (Ligamente) im Kniegelenk. Abbildung 2.5 zeigt die Anatomie des menschlichen Kniegelenks. Das mediale Seitenband (MCL[3]) verbindet Tibia und Femur und begrenzt den Rotationsfreiheitsgrad der Adduktion sowie die mediale Verschiebung. Das laterale Seitenband (LCL[4]) verbindet Fibula und Femur. Es begrenzt die Abduktion und die laterale Verschiebung. Die beiden Seitenbänder stabilisieren das Knie gegenüber erzwungener Seitwärtsbewegungen. Die beiden Kreuzbänder (ACL[5] und PCL[6]) verlaufen inmitten des Kniegelenks. Sie unterbinden die gegensätzliche Relativbewegung von Femur und Tibia. [62]

Die auftretenden Verletzungen der unteren Extremität bei Fahrzeug-Fußgänger-Kollisionen können unterteilt werden in zwei Hauptbestandteile. Einerseits treten vorwiegend Knochenbrüche infolge von Biegespannungen auf. Andererseits treten zusätzlich Bänderdehnungen bzw. -risse auf. Hiervon ist besonders das MCL betroffen, da es wegen seiner Position auf der Biegezugseite eine entsprechende Längung erfährt. Abhängig von der Größe des Fußgängers und des Fahrzeugtyps

---

[3] Medial Collateral Ligament (deutsch: mediales Seitenband bzw. Innenband)

[4] Lateral Collateral Ligament (deutsch: laterales Seitenband bzw. Außenband)

[5] Anterior Cruciate Ligament (deutsch: vorderes Kreuzband)

[6] Posterior Cruciate Ligament (deutsch: hinteres Kreuzband)

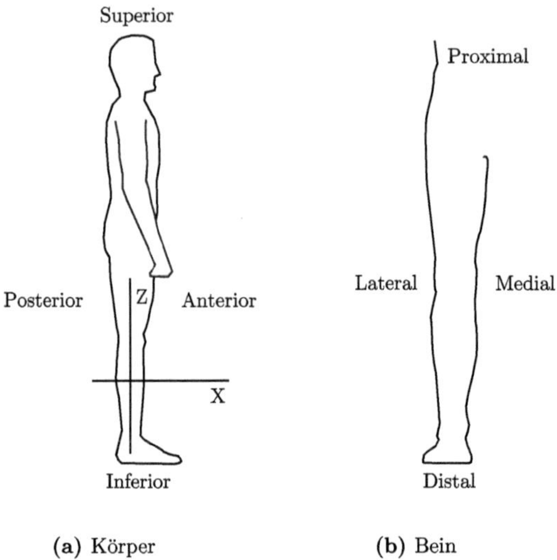


**Abbildung 2.3** Anatomische Terminologie der Richtungen am menschlichen Körper (a) und am Bein (b) nach [42]

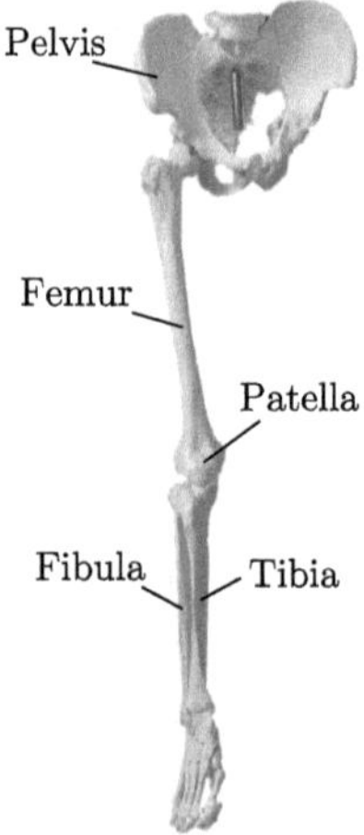


**Abbildung 2.4** Skelettstruktur des menschlichen Beins nach [104]

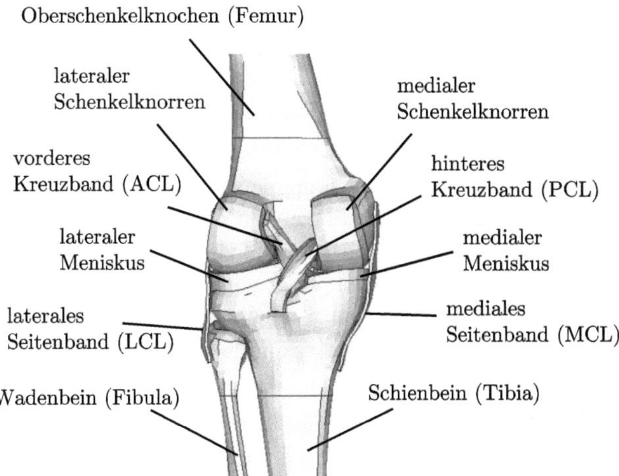


**Abbildung 2.5** Anatomie des linken Kniegelenks (posterior Perspektive) nach [111]

wirken die Kräfte des Anpralls überwiegend auf einen Teil des Beins (Oberschenkel oder Unterschenkel). Die auftretende Relativbewegung des Oberschenkels zum Unterschenkel entspricht einer Scherbeanspruchung. Die Scherung bewirkt eine Beanspruchung und mögliche Schädigung der Kreuzbänder [14].

Experimente zeigen, dass die Verletzungen durch reine Biegeversuche bzw. durch reine Schubversuche zu den real auftretenden Schädigungen abweichen. Die Superposition der beiden Lastfälle entspricht einer genaueren Nachbildung, wobei besonders die Größe der Fahrzeugfront für den Verletzungsmechanismus ausschlaggebend ist. [16] Studien zeigen außerdem, dass beide Verletzungskategorien schwerwiegende Auswirkungen haben [83, 131]. Bänderverletzungen im Knie sind sehr konsequent zu analysieren, da bereits unterkritische bzw. geringfügige Verletzungen langfristige Auswirkungen, beispielsweise in Form von Osteoarthritis, haben können [15].

## 2.3    Beinimpaktoren

In diesem Abschnitt wird die chronologische Entwicklung der Beinimpaktoren im Fußgängerschutz dargestellt. Dabei wird jeweils der Aufbau der Impaktoren beschrieben und welche Kriterien sowie Grenzwerte für die FGS-Bewertung herangezogen werden. Anschließend werden die prägnantesten Unterschiede der Beinprüfkörper zum menschlichen Bein erläutert. Aus den Unterschieden ergeben sich die jeweiligen Weiterentwicklungen der Impaktoren.

Grundsätzlich ist zu beachten, dass, entgegen einem realen Unfallhergang, der Beinimpaktor auf die Fahrzeugfront geschossen wird und nicht umgekehrt die Fahrzeugfront auf den Impaktor trifft. Der Grund hierfür ist, dass der Impaktor bei einer beschleunigten Fahrzeugfront eine spezielle Haltevorrichtung bräuchte, um die Unfallkinematik sinnvoll wiedergeben zu können. Somit würden die gemessenen Größen am Impaktor nicht allein von der Fahrzeugfront, sondern gleichermaßen von der Steifigkeit der Haltevorrichtung des Impaktors abhängen. Seit Einführung des Fußgängerschutzes werden sowohl für die Euro NCAP Bewertung als auch für die gesetzliche Zulassung des Fahrzeugs Beinimpaktoren verwendet, die das Bein des 50. Perzentil-Manns nachbilden.

### 2.3.1   Transport Research Laboratory Beinprüfkörper

Der Transport Research Laboratory (TRL) Beinprüfkörper ist auf Grundlage der EEVC WG10[7] vom französischen Forschungsinstitut INRETS[8] entwickelt und anschließend vom TRL[9] verbessert worden. Er war von 2005 bis 2013 der Beinprüfkörper der Euro NCAP Tests und von 2005 bis 2014 der gesetzliche Beinprüfkörper (Homologation). In beiden Prüfungen ist er durch den FlexPLI ersetzt worden. Da er Grundlage vieler Forschungsprojekte und -arbeiten war, wird er zur vollständigen Darstellung der Beinimpaktorentwicklung im Rahmen der Arbeit an dieser Stelle kurz vorgestellt. Der Prüfkörper bildet den Oberschenkel, das Kniegelenk und den Unterschenkel ab. Sein Aufbau ist in Abbildung 2.6 erfasst. Der Oberschenkel ist dabei als Stahlrohr abgebildet, während der Unterschenkel durch ein Aluminiumrohr realisiert wird. Das Kniegelenk wird anhand zweier vertikaler Stahl-

---

[7] European Experimental Vehicle Comitee Working Group 10 (deutsch: Europäische Arbeitsgruppe zur praktischen Erarbeitung von Fußgängerschutzmaßnahmen)

[8] Institut National de Recherche sur les Transports et leur Securité (deutsch: ehemaliges französisches Institut für Verkehrssicherheitsforschung)

[9] Transport Research Laboratory (deutsch: britische Institution für Verkehrs- und Verkehrssicherheitsforschung)

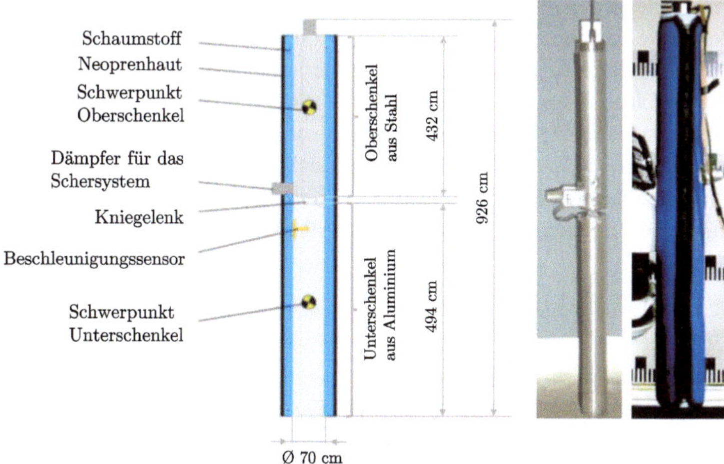



**Abbildung 2.6** Modell, Messsignale und Realabbild des Transport Research Laboratory Beinprüfkörpers

platten ausgeführt, die an der Oberschenkelunterseite bzw. Unterschenkeloberseite angeflanscht sind. Beim Anprall deformieren sich die beiden Stahlplatten plastisch. Anhand dieser Deformation wird sowohl der Biegewinkel als auch die Scherung analysiert. Aufgrund der plastischen Deformation sind diese sog. Ligamentplättchen nicht wiederverwendbar und müssen nach jedem Anprall ersetzt werden. Tabelle 2.1 listet die Bewertungskriterien und gesetzlichen Grenzwerte des TRL-Impaktors auf. Das Muskelgewebe wird über ein Schaummaterial abgebildet, welches dämpfende Eigenschaften aufweist. Die Außenhaut des Beins wird durch eine Neoprenummantelung dargestellt. Ein Beschleunigungssensor unterhalb des Kniegelenks erfasst außerdem den zeitlichen Verlauf der auftretenden Beschleunigung in der Tibia, u. a. zur Validierung der Anfangsgeschwindigkeit von 40 km/h. Das Verletzungsrisiko hinsichtlich Knochenbrüchen und Bänderdehnungen bzw. -rissen kann mit diesen Ergebnisgrößen sehr schlecht bewertet werden. Durch den Vergleich mit dem kinematischen Anprallverhalten von menschlichen Leichenbeinen (PMHS[10]) zeigt sich, dass der TRL-Prüfkörper eine sehr unzureichende Biofidelität besitzt und den Beinanprall somit nicht realitätsnah darstellen kann [89]. Dies kann vor allem auf die Verwendung biegesteifer Rohre zur Abbildung der Knochen zurückgeführt werden.

---

[10] Post-mortem human subject (deutsch: postmortaler Proband)

Ein Forscherteam des JARI[11] zeigt anhand von FEM-Simulationsergebnissen, dass sich durch die Annahme biegesteifer Knochen die Belastung auf das Kniegelenk erhöht, da dieses mehr Formänderungsenergie aufnehmen muss. Die Positionierung des Beschleunigungssensors knapp unterhalb des Knies gibt außerdem keinen Aufschluss auf Tibia-Frakturen. Zusammenfassend können die Verletzungen weder anatomisch korrekt dargestellt noch sinnvoll evaluiert werden. Die Verwendung eines flexiblen Beinimpaktors mit elastischer Knochenmodellierung wird im Rahmen dieser Veröffentlichung von Seiten des JARI empfohlen. [70]

**Table 2.1** Verletzungskriterien und gesetzliche Grenzwerte beim Transport Research Laboratory Beinprüfkörper

| Verletzungskriterium | Messwert | Grenzwert |
| --- | --- | --- |
| Unterschenkelfraktur | Max. Beschleunigung | 150 g |
| Innenbandverletzung | Max. Biegewinkel | 15° |
| Kreuzbänderverletzung | Max. Scherweg | 6 mm |

## 2.3.2   Flexible Pedestrian Legform Impactor

Die gegenwärtigen gesetzlichen Anforderungen im Fußgängerschutz sind in der *UN R 127* festgehalten. Diese Richtlinie definiert seit 2014 den FlexPLI als zu verwendenden Beinprüfkörper. Ursprünglich ist der FlexPLI eine Kooperationsentwicklung des JARI und der JAMA[12] und hat im Laufe seiner Einsatzzeit verschiedene Updates erhalten. Im Rahmen dieser Forschungsarbeit wird das seit 2017 verwendete FlexPLI-GTR – hiernach lediglich „FlexPLI" genannt – vorgestellt. Das Ziel des FlexPLI ist die Steigerung der Biofidelität und die genauere Umsetzung der menschlichen Anatomie im Vergleich zum TRL-Beinprüfkörper. Analog zum TRL-Impaktor bildet der FlexPLI Oberschenkel, Knie und Unterschenkel des menschlichen Beines nach. Abbildung 2.7 zeigt den Aufbau und die Messstellen des Impaktors. Der Femur- und Tibiaknochen bestehen aus glasfaserverstärktem Kunststoff, um die Elastizität der menschlichen Knochen genauer abbilden zu können als der TRL-Prüfkörper. Auf den Knochen sind insgesamt 14 Dehnungsmessstreifen (2 pro Messsignal) angebracht, die anhand einer elektrischen Widerstands-

---

[11] <u>J</u>apan <u>A</u>utomobile <u>R</u>esearch <u>I</u>nstitute (deutsch: japanisches Automobilforschungsinstitut)

[12] <u>J</u>apan <u>A</u>utomobile <u>M</u>anufacturers <u>A</u>ssociation (deutsch: Verband der japanischen Automobilhersteller)

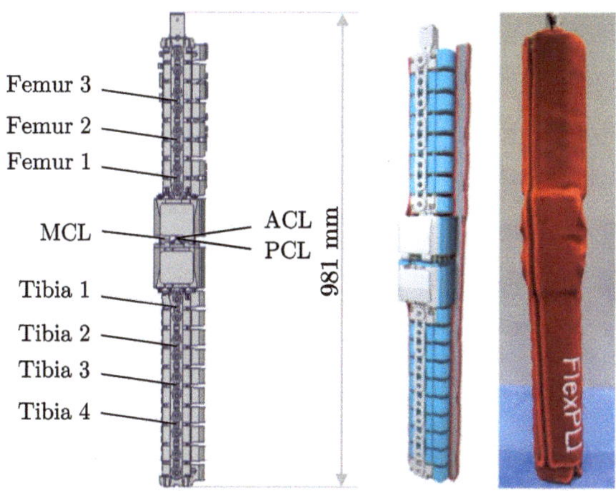


**Figure 2.7** Modell, Messsignale und Realabbild des Flexible Pedestrian Legform Impactors

messung ihre jeweilige Längenänderung über den Zeitraum des Anpralls messen. Mithilfe der Längenänderungen wird das jeweils wirkende Biegemoment berechnet. Direkt um die Knochen befinden sich innere und äußere Kunststoffsegmente, aufgesteckt auf einem Schienensystem entlang des Knochens. Diese modellieren das Muskel- und Fettgewebe des Beins und begrenzen die maximale Durchbiegung des Knochens. Zusätzlich bildet eine Gummischicht, die von Neopren ummantelt wird, das Weich- bzw. Hautgewebe ab. Das Kniegelenk verbindet den Ober- und Unterschenkel anhand von Drahtseilen. Diese repräsentieren den Bandapparat im Knie. Die Vorspannung der Drahtseile wird mithilfe von Federpaketen realisiert, um die Steifigkeit der Bänder nachzubilden. Die Längung der Bänder wird mittels zusätzlich angebrachter Potentiometer ausgewertet. Diese Art der Auswertung eignet sich besonders gut, um Bänderverletzungen zu bewerten. Außerdem zeigt sich, dass die Potentiometer trotz eines einjährigen Einsatzzeitraums des Impaktors zufriedenstellend reproduzierbare Ergebnisse (< 7 % Abweichung) liefern [137]. Zwei ineinander formschlüssig gleitende Stahlplatten bilden den Meniskus des Knies zur Kraftübertragung zwischen Ober- und Unterschenkel ab. Abbildung 2.8 zeigt den Aufbau des FlexPLI-Kniegelenks im Simulationsmodell. Mit dem FlexPLI lässt sich das menschliche Bein wesentlich biofideler abbilden als mit dem TRL-Beinprüfkörper. PMHS-Versuche bestätigen, dass sowohl die Einzelteile des FlexPLI als auch die Gesamtbaugruppe des Impaktors ein sehr gutes Impactor Biofidelity Ranking erreichen. [72] Da der FlexPLI lediglich das menschliche

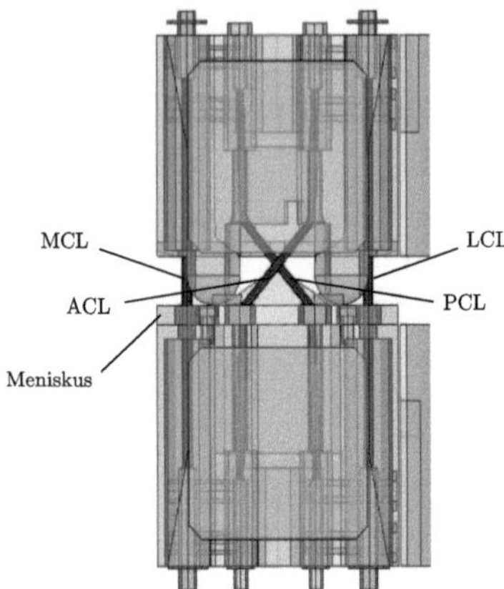


**Figure 2.8** Kniegelenk des Flexible Pedestrian Legform Impactor-Simulationsmodells (anterior Perspektive)

Bein abbildet und somit alle übrigen Körperteile nicht berücksichtigt werden, zeigen sich bei Fahrzeugen mit hoher Stoßfängerposition, wie z. B. bei SUVs, beim Rebound des Beins große Unterschiede im Vergleich zu einem kompletten Menschenmodell. Besonders die Oberschenkelbewegung weist große Differenzen auf. [56] Aufgrund dieses erheblichen Unterschieds sind alle Messsignale oberhalb des Knies für die gesetzliche Zulassung irrelevant. Tabelle 2.2 listet die Bewertungskriterien und Grenzwerte des FlexPLI auf.

**Table 2.2** Verletzungskriterien und gesetzliche Grenzwerte beim Flexible Pedestrian Legform Impactor

| Verletzungskriterium | Messwert | Grenzwert |
| --- | --- | --- |
| Unterschenkelfraktur | Max. Tibia Biegemoment | 340 Nm |
| Innenbandverletzung | Max. MCL-Längung | 22 mm |
| Kreuzbänderverletzung | Max. ACL- und PCL-Längung | 13 mm |

### 2.3.3  Advanced Pedestrian Legform Impactor

Der aPLI ist eine Weiterentwicklung des FlexPLI, entwickelt in Kooperation zwischen JARI und JAMA. Das neueste Euro NCAP vulnerable road users assessment protocol (v11.4) [1] führt den aPLI zur Bewertung der FGS-Eignung während eines Fahrzeug-Fußgänger-Beinanpralls ein. Das Protokoll bezieht sich auf den aktuellsten Entwicklungsstand des aPLI – auf den aPLI SBL-B. Dieser wird im Folgenden Abschnitt vorgestellt und ist Gegenstand aller Untersuchungen. Abbildung 2.9 zeigt den Aufbau und die Messstellen des Impaktors.

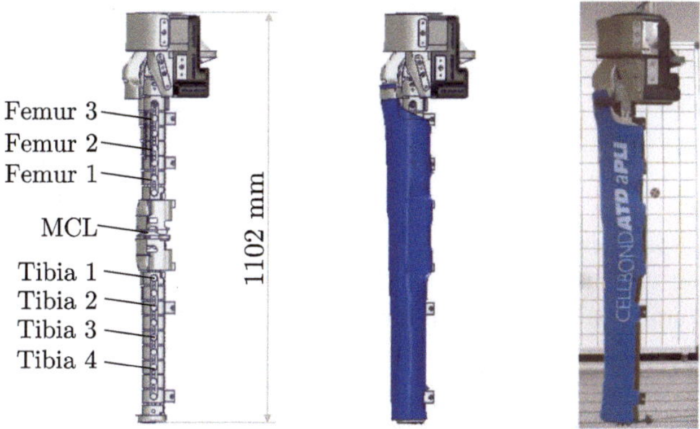


**Figure 2.9**  Messstellen, Gesamtmodell und Realabbild des advanced Pedestrian Legform Impactors

Der aPLI besitzt ebenso wie der FlexPLI Femur- und Tibiaknochen aus glasfaserverstärktem Kunststoff. Auf den Knochen sind insgesamt 14 Dehnungsmessstreifen (2 pro Messsignal) angebracht, die anhand einer elektrischen Widerstandsmessung ihre jeweilige Längenänderung über den Zeitraum des Anpralls messen. Mithilfe der Längenänderungen wird das jeweils wirkende Biegemoment berechnet. Direkt um die Knochen befinden sich innere und äußere Kunststoffsegmente, aufgesteckt auf einem Schienensystem entlang des Knochens. Diese modellieren das Muskel- und Fettgewebe des Beins. Zusätzlich bildet eine EPP-Schaumschicht, die von Neopren ummantelt wird, das Weich- bzw. Hautgewebe ab. Das Kniegelenk verbindet den Ober- und Unterschenkel anhand von Drahtseilen. Diese repräsentieren den Bänderrapparat im Knie. Die Vorspannung der Drahtseile wird mithilfe von Federpaketen realisiert, um die Steifigkeit der Bänder nachzubilden. Die Längung der Bänder wird mittels zusätzlich angebrachter Potentiometer ausgewertet. Die Oberkörpermasse (SUBP[13]) ist mithilfe einer menschähnlichen rotatorischen Gelenkcharakteristik am Femur angebunden. Dieser einzig mögliche Rotationsfreiheitsgrad des SUBP ist die Rotation um die Sagittalachse[14]. Zusätzlich kann der SUBP – ungleich zum menschlichen Hüftgelenk – geringfügig translatorische Bewegungen in proximal-distaler- und medial-lateraler Richtung ausführen. Die posterior-anterior Translation ist nicht möglich.

Aufgrund der Vielzahl an Optimierungen vom FlexPLI zum aPLI hin, werden diese im Folgenden kategorisiert:

- Geometrie
- Masse
- Steifigkeit
- Sprunggelenk


**Geometrie**

Die Oberkörpermasse ist am medialen Ende des Femurknochens befestigt worden – analog zum menschlichen Vorbild, vgl. Abbildung 2.4. Weiterhin wurde im Vergleich zum FlexPLI der Verlauf der Drahtseile im Knie, die die Kreuzbänder repräsentieren, verändert. Diese verlaufen nun parallel zur Longitudinalachse des Beins und kreuzen einander nicht mehr. Dies stimmt mit der eigentlichen menschlichen Anordnung der Kreuzbänder – entgegen ihrer Namen – besser überein (vgl. Abbildung 2.5). Das PCL des aPLI befindet sich in der Sagittalebene des Knies. Die Parallelität der Kreuzbänder ist im aPLI exakt, sodass auf der linken und rechten Fahrzeugseite die gleiche Prüfsituation vorliegt – also Fahrzeugseitensymmetrie angenommen werden kann [51]. Außerdem bewirkt dies, dass kein linker und rechter Fußgängerschutzbeinprüfkörper verwendet werden muss, weil beide Seiten durch einen symmetrischen Prüfkörper abgebildet werden können. Die mediale Kontur des aPLI ist über die gesamte Höhe angepasst worden und die Kunststoffsegmente über dem Femur- und Tibiaknochen besitzen einen in distaler-proximaler Richtung ansteigenden Querschnitt. Beim FlexPLI waren die Querschnitte der Kunststoffsegmente über beide Knochen hinweg konstant.

---

[13] <u>S</u>implified <u>U</u>pper <u>B</u>ody <u>P</u>art (deutsch: vereinfachte Oberkörpermasse)

[14] Körperachse, die von der anterior zur posterior Körperwand zeigt

**Masse**

Zusätzlich zur Anpassung der Kunststoffsegmente im Inneren des aPLI ist die Massenverteilung des Beins insgesamt angepasst worden. Hierbei ist das Verhältnis von Knochen zu Muskelgewebe und Fleisch maßgebend. Das Bein eines 50. Perzentil-Manns wiegt 11,5 kg und besteht zu 18,3 % aus Knochen und zu 81,7 % aus Muskelgewebe und Fleisch (also 2,1 kg Knochen und 9,4 kg Muskelgewebe und Fleisch). Die Gesamtmasse des FlexPLI beträgt 13 kg, wovon 70 % Knochen und 30 % Muskelgewebe und Fleisch abbilden (also 9,1 kg Knochen und 3,9 kg Muskelgewebe und Fleisch). Der aPLI besitzt eine Gesamtmasse von 25 kg. Der SUBP wiegt 12,1 kg und das Bein selbst 12,9 kg. Die Massenverteilung im Bein liegt bei 52,7 % Knochen und 47,3 % Muskelgewebe und Fleisch (also 6,8 kg Knochen und 6,1 kg Muskelgewebe und Fleisch).

**Steifigkeit**

Der Femurknochen ist in Realität dicker als der Tibiaknochen. Im Vergleich zum FlexPLI ist die Biegesteifigkeit des aPLI-Femurknochens, bei gleichbleibender Geometrie, um den Faktor 1,4 skaliert worden. [56, 59]

**Sprunggelenk**

Zusätzlich zum Hüftgelenk am SUBP ist ein Sprunggelenk mit dem Rotationsfreiheitsgrad um die Sagittalachse am distalen Ende der Tibia erprobt worden. Simulative Untersuchungen belegen, dass das Sprunggelenk nur einen geringen Einfluss auf die Biofidelität besitzt und deshalb nicht berücksichtigt wird. [56, 59]

Insgesamt führen all diese Änderungen zu einem biofideleren Impaktor. Verbesserungen zeigen sich insbesondere im Oberschenkelbereich. Die verbesserte Anprallkinematik im Oberschenkelbereich führt dazu, dass im Euro NCAP Protokoll [1] die Bewertung der Oberschenkelmesssignale im Vergleich zum FlexPLI relevant ist. Tabelle 2.3 listet die Bewertungskriterien und Grenzwerte des aPLI auf. Sobald die Maximalwerte der Messsignale im Auswerteintervall den unteren Grenzwert überschreiten, werden entsprechend einer linearen Interpolation Teilpunkte vergeben. Bei Überschreitung des oberen Grenzwerts werden keine Punkte vergeben. Liegen die Werte unterhalb des unteren Grenzwerts, wird die volle Punktzahl erreicht.

Für die Bestimmung des maximalen Biegemoments der Femurmessstellen werden zuerst die Maximalwerte der drei Signale miteinander verglichen. Anschließend wird der höchste Maximalwert der Messsignale mit den Grenzwerten verglichen und eine Punktzahl ermittelt. Abbildung 2.10 stellt die Ermittlung des maximalen Femurmesswerts qualitativ dar.

**Table 2.3** Verletzungskriterien und gesetzliche Grenzwerte beim advanced Pedestrian Legform Impactor

| Verletzungskriterium | Messwert | Unterer Grenzwert | Oberer Grenzwert |
|---|---|---|---|
| Oberschenkelfraktur | Max. Femur Biegemoment | 390 Nm | 440 Nm |
| Innenbandverletzung | Max. MCL-Längung | 27 Nm | 32 Nm |
| Unterschenkelfraktur | Max. Tibia Biegemoment | 275 Nm | 320 Nm |

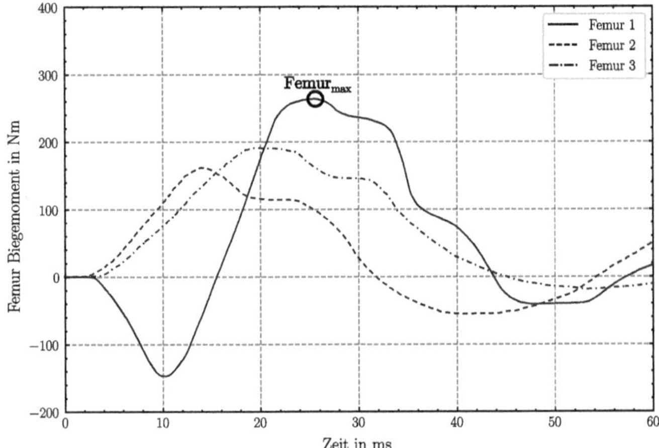


**Figure 2.10** Maximalwertbestimmung der Femurmesssignale

## 2.4   Aufbau von Fahrzeugfronten

Die Verletzungsschwere durch den Beinanprall wird maßgeblich von der Geometrie und Steifigkeit der Fahrzeugfront beeinflusst. Die Steifigkeit bezeichnet dabei den Zusammenhang der Kontaktkraft zur Intrusion. Hierbei ist zu beachten, dass die Steifigkeit dehnratenabhängig ist. Dies wird in Fachliteratur auch als dynamische Steifigkeit bezeichnet. Konkret bedeutet dies, dass die auftretende Verformung an der Fahrzeugfront von der Deformationsgeschwindigkeit abhängig ist. Wenn im Rahmen von Crashlastfällen von Steifigkeit gesprochen wird, ist immer der Bezug zur Deformationsgeschwindigkeit zu beachten. Bei einem Fußgängeranprall wird kinetische Energie hauptsächlich in Formänderungsenergie und in den Rebound gewandelt [40]. Die Verletzungsschwere des Beins ist dabei hauptsächlich abhängig von der Motorhaubenvorderkante, dem Querträger und dem Lower Stiffener [124].

## 2.4.1  Querträgerschaum

Die Steifigkeit des Querträgerschaums, der sich hinter der Stoßfängerabdeckung auf Höhe des Kennzeichens befindet, ist besonders dehnratenabhängig. Häufige Verwendung finden expandierte Polypropylen-Schäume (EPP-Schäume), die zu etwa 90 % aus Luft- oder Gasbläschen bestehen. Kunststoffzellwände schließen die Bläschen ein und machen etwa 10 % des Materials aus. Zur Einbindung der Schäume in FE-Modelle wird das Material anhand von sog. Materialkarten realisiert, bei denen die Dehnratenabhängigkeit berücksichtigt wird. Abbildung 2.11 zeigt Teile einer Materialkarte eines EPP-Querträgerschaums. Hierbei ist zu beachten, dass Druckspannungen als wahre Spannungen mit positivem Vorzeichen angegeben werden.

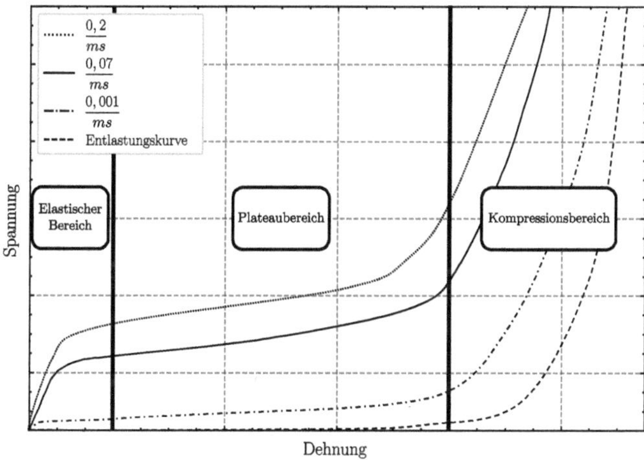


**Figure 2.11** Spannungs-Dehnungsdiagramm-Familie für eine Materialkarte eines EPP-Schaums nach [129]

Eine hohe Energieabsorption zu besitzen heißt, über eine näherungsweise konstante Spannung große Verformungen abbilden zu können [25]. Unabhängig von der Dehnrate sind in den Kurvenverläufen der elastische Bereich (links), der Plateaubereich (mittig) und der Kompressionsbereich (rechts) erkennbar [129]. Der

Plateaubereich ist für den Fußgängerschutz von großem Interesse, da hier bei einer näherungsweise konstanten Spannung, eine hohe Dehnung erreicht werden kann. Das Material besitzt also eine hohe Energieabsorption. Außerdem zeigt es bei Entlastung aufgrund der hohen Energieabsorption ein deutliches Hystereseverhalten. Lokale Abweichungen der Dichte entstehen beim Aufschäumen (das Granulat wird unter hohem Druck in eine Form geschüttet und expandiert, sodass es die Form ausfüllt) und sind zufällig verteilt. Um dies zu berücksichtigen werden praktische Versuche zur Validierung des Materialverhaltens wiederholt durchgeführt, um einen Mittelwert bilden zu können.

## 2.4.2  Kunststoffbauteile

Nach ihrem mechanischen und thermischen Verhalten werden Kunststoffe für gewöhnlich in die drei Gruppen Thermoplaste, Duroplaste und Elastomere unterteilt. Eine umfassende Beschreibung über den Aufbau und die Eigenschaften von Kunststoffen bietet Domininghaus [30]. Abbildung 2.12 zeigt eine Übersicht über die verwendeten Kunststoffe an Vorderwagenkomponenten eines Kompaktwagens.

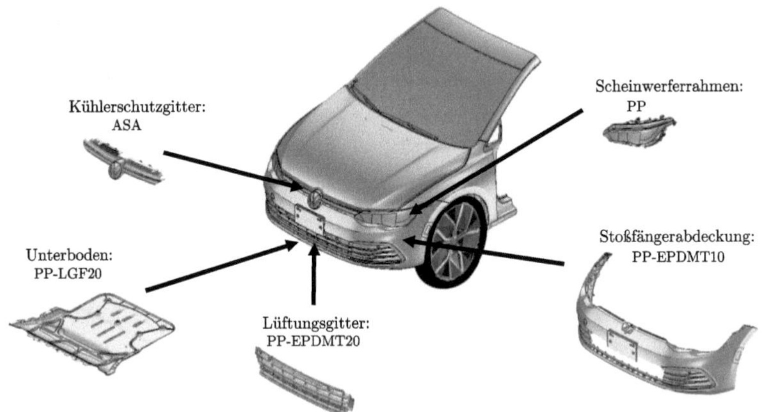


**Figure 2.12** Übersicht über Kunststoffkomponenten an einer Kompaktwagenfahrzeugfront

Es ist ersichtlich, dass an Fahrzeugfronten überwiegend Thermoplaste für groß-flächige Bauteile eingesetzt werden. Amorphes[15] Polycarbonat (PC), teilkristalli-nes[16] Polypropylen (PP), langglasfaserverstärktes PP und eine Mischung aus Ther-moplasten und Elastomeren (PP mit EPDM-Partikeln) sind im Fahrzeug vorhanden. Allgemein werden Thermoplaste bevorzugt verwendet, weil sie wiederholt schmelz-bar sind. Sie können deshalb im Spritzgießverfahren verarbeitet werden, wodurch in kurzen Taktzeiten komplexe Geometrien fertigbar sind.

Das mechanische Verhalten unverstärkter Thermoplaste ist vom chemischen Aufbau abhängig. Bestehend aus verflochtenen Makromolekülketten herrschen innerhalb dieser kovalente Bindungen und zwischen den Ketten wirken Van-der-Waals-Kräfte, wovon insbesondere die Van-der-Waals-Kräfte für das plastische Deformationsverhalten des Thermoplasts ausschlaggebend sind. Abbildung 2.13 stellt das typische Spannungs-Dehnungs-Verhalten eines Thermoplasts unter Zug-beanspruchung dar. Zu Beginn eines Zugversuchs erfahren die kovalenten Bindun-gen der Makromolekülketten der Zugprobe eine reversible und lineare Dehnung, weshalb dieser Bereich als linear elastisch bezeichnet wird. Nach dem Erreichen der Streckgrenze beginnen sich erste Makromoleküle zu entflechten, was zu einer irre-versiblen Positionsänderung dieser innerhalb der Probe führt (Plastische Dehnung). Hier können Dehnungen von mehreren hundert Prozent erreicht werden. Dieser Bereich ist von besonderer Bedeutung, für den FGS weil hierdurch eine hohe Ener-gieabsorption erreicht wird. Abschließend werden die ausgerichteten Molekülketten gelängt, was zu einem Spannungsanstieg bis zum Bruch führt.

Durch die Hinzugabe von Verstärkungsstoffen können die mechanischen Eigen-schaften der Thermoplaste stark beeinflusst werden. Beispielsweise Glasfasern wer-den häufig in eine thermoplastische Matrix eingebunden, um einen Faser-Verbund-Werkstoff zu erzeugen. Hierdurch kann z. B. die Zugfestigkeit erhöht werden. Die mechanischen Eigenschaften hängen stark vom Faseranteil und der Faserorientie-rung ab, wodurch die richtungsunabhängigen Eigenschaften des Thermoplasts deut-lich richtungsabhängig werden.

Im FGS ist insbesondere das Bruchverhalten der verwendeten Kunststoffe ein-flussreich, weil hierdurch die Anprallkinematik des Impaktors stark beeinflusst wird. Diese lokalen Phänomene haben großen Einfluss auf die Verletzungskriterien. Der interessierte Leser wird an dieser Stelle an Koukal [73] und Staack [121] verwiesen, die das Crashverhalten von Kunststoffen im Fußgängerschutz behandeln.

---

[15] Unregelmäßige bzw. zufällige Anordnung der Makromolekülketten

[16] Teilweise geordnete, kristalline und teilweise ungeordnete, amorphe Makromolekülketten

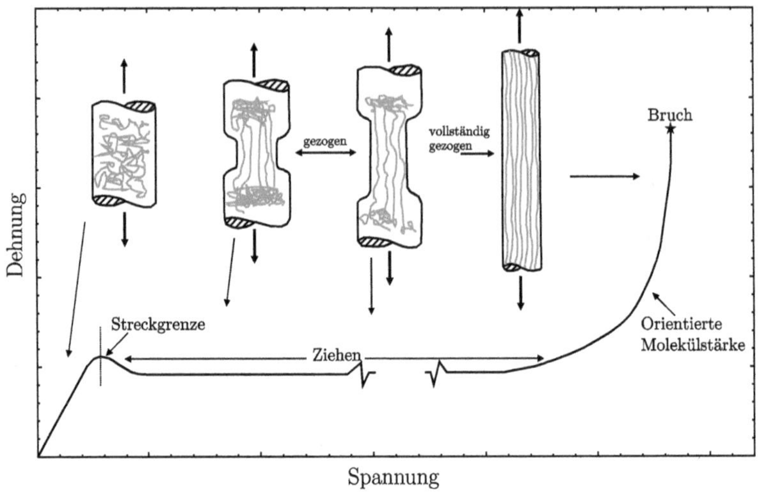


**Figure 2.13** Spannungs-Dehnungs-Diagramm eines Kunststoffs nach [9]

## 2.5  Finite Elemente Methode

Die Finite Elemente Methode ist das verwendete Werkzeug innerhalb der vorliegenden Arbeit, um beispielweise die Maximalwerte der Verletzungskriterien bei
einem aPLI-Fahrzeug-Anprall zu berechnen. In den folgenden Abschnitten werden die Lösungsmethoden für lineare Randwertprobleme und nichtlineare Crash-
und Aufprallprobleme vorgestellt. Diese Ausführungen beruhen auf den Werken
von Bathe [12] und Zienkiewicz [141]. Für detailierte Informationen zur Theorie
empfehlen sich außerdem die Werke von Cook [21] und Wriggers [134], wobei
hierfür das Verständnis der Tensoralgebra und -schreibweise notwendig ist. Für den
mathematischen Hintergrund und die kontinuumsmechanischen Grundlagen emp-
fiehlt sich das Werk von Reddy [110]. Zum Verständnis für die Implementierung
können `Fortran`-Beispielcodes in den Werken von Bathe [12] und Belytschko
[13] gefunden werden.

### 2.5.1  Lineare Finite Elemente Methode

Zunächst wird die Funktionsweise der linearen FEM vorgestellt. Diese findet unter
Anderem in der Baustatik Anwendung, um beispielsweise Tragfähigkeitsanalysen
durchzuführen. Für derartige Aufgabenstellungen basiert die starke Form eines

Randwertproblems auf dem 2. Newtonschen Gesetz. Diese partielle Differential-gleichung beschreibt ein Kräftegleichgewicht, basierend auf dem Prinzip der virtu-ellen Verschiebungen (Summe der inneren Arbeit und virtuellen, äußeren Arbeit = 0), innerhalb eines deformierbaren Körpers, der sowohl Trägheits- als auch externe Kräfte zulässt. Sie wird typischerweise folgendermaßen definiert

$$\rho \frac{\delta^2 u}{\delta t^2} = \nabla \cdot \sigma + f. \tag{2.1}$$

Hierbei gibt $\rho$ die Dichte des Materials, $\frac{\delta^2 u}{\delta t^2}$ die 2. Zeitableitung des Verschiebungs-vektors – also den Beschleunigungsvektor, $\nabla \cdot \sigma$ die Divergenz des Spannungstensors und $f$ den Vektor der externen Kräfte an. Die starke Form wird mithilfe der folgen-den Schritte in die schwache Form überführt, die fundamental für die Verwendung in der FEM ist.

Zunächst wird die starke Form mit einer Gewichtungsfunktion $w$ multipliziert und über das Gebiet $\Omega$ mit seinem Rand $\delta\Omega$ integriert. Es ergibt sich folgender Ausdruck

$$\int_\Omega w \cdot \left( \rho \frac{\delta^2 u}{\delta t^2} - \nabla \cdot \sigma - f \right) d\Omega = 0. \tag{2.2}$$

Anschließend wird die partielle Integration durchgeführt und sowohl vorgeschrie-bene Randbedingungen (Dirichlet-Randbedingungen, die die Verschiebung am Rand des Gebiets vorgeben) als auch Zugkräfte, die auf den Rand des Gebiets wirken in die schwache Form aufgenommen. Durch die partielle Integration ergibt sich folgender Ausdruck

$$\int_\Omega w \cdot \rho \frac{\delta^2 u}{\delta t^2} d\Omega = \int_\Omega \nabla \cdot (w \cdot \rho u) \frac{\delta u}{\delta t} d\Omega - \int_\Omega \nabla w \cdot \rho \frac{\delta u}{\delta t} d\Omega - \int_\Omega f \cdot w d\Omega, \tag{2.3}$$

der durch die Randbedingungen und Zugkräfte zur schwachen Form wird

$$\int_\Omega \nabla w \cdot \rho \frac{\delta u}{\delta t} d\Omega + \int_\Omega \nabla \cdot \sigma w \, d\Omega - \int_\Omega f \cdot w \, d\Omega - \int_{\delta\Omega} g \cdot n \, ds = 0. \tag{2.4}$$

Hierbei gibt $\int_{\delta\Omega} g \cdot n \, ds$ die Integration der Komponenten des Vektors der vorge-schriebenen Randbedingungen $g$ in Richtung des Normalenvektors $n$ des Rands des Gebiets $\delta\Omega$ in infinitesimalen Oberflächenelementen $ds$ an. Hierdurch werden also die Randeffekte in die schwache Form des Randwertproblems aufgenommen.

Anschließend wird das Gebiet $\Omega$ in finite Elemente diskretisiert und mithilfe von sog. Ansatzfunktionen und virtuellen Verschiebungen (Zusammenhang zwischen Verschiebungen und virtuellen Verschiebungen z. B. via Galerkin Methode) wird das Verschiebungsfeld jedes einzelnen Elements approximiert. Die schwache Form in Gleichung 2.4 wird in den lokalen Koordiantensystemen der einzelnen Elemente ausgedrückt und die Integrale werden mithilfe von *numerischer Integration* (z. B. Gauß-Quadratur) näherungsweise berechnet. Die Ergebnisse der numerischen Integration der einzelnen Elemente werden in jeweils einer globalen Steifigkeits-, Massen- und Dämpfungsmatrix gespeichert (je nach Aufgabenstellung können eine oder mehrere dieser Matrizen entfallen). Ebenso werden die Beiträge der Elementkräfte in einen globalen Kraftvektor überführt. Mithilfe der Ensemblierungsmatrix wird sichergestellt, dass die Beiträge der einzelnen Elemente an der richtige Position in den globalen Matrizen stehen (abhängig von Elementtyp und Knotennummerierung). Anschließend werden die natürlichen Randbedingungen (z. B. Neumann-Randbedingungen) in den globalen Kraftvektor eingesetzt und die Matrizen und Vektoren um die vorgeschriebenen Randbedingungen (Dirichlet-Randbedingungen) reduziert (Zeilen und Spalten aus Gleichungssystem entfernen). Hieraus ergibt sich ein lineares Gleichungssystem, das nach den gewünschten Knotenverschiebungen gelöst werden kann.

### 2.5.2  Nichtlineare Finite Elemente Methode

FEM-Berechnungen realer, dynamischer Phänomene beinhalten Nichtlinearitäten. Sowohl das Materialverhalten (z. B. Plastizität), die Geometrie (z. B. große Verschiebungen) als auch Kontakte können deshalb nicht mit der vorgestellten Methodik sondern lediglich iterativ gelöst werden. Häufig wird für diese Iterationen das Newton-Raphson-Schema verwendet, was als implizite FEM bezeichnet wird. Hierdurch können Berechnung durchgeführt werden, die Zeiträume von mehreren Sekunden umfassen. Dies ist beispielsweise bei quasi-statischen Problemen nützlich, wo Trägheitseffekte gegenüber elastischen oder plastischen Deformationen vernachlässigbar sind.

Der Kürze halber werden für die mathematischen Formulierungen an dieser Stelle keine detaillierten Herleitungen angegeben, sondern lediglich ein nichtlineares strukturdynamisches System zweiter Ordnung betrachtet, für das die räumlich diskreten *Bewegungsgleichungen* wie folgt approximiert werden können

$$\mathbf{M}\ddot{\mathbf{x}} + \mathbf{f}_{int}(\dot{\mathbf{x}}, \mathbf{x}, t) = \mathbf{f}_{ext}(t), \tag{2.5}$$

$$\mathbf{f}_{int}(\dot{\mathbf{x}}, \mathbf{x}, t) = \mathbf{Kx}, \quad \mathbf{x} = \begin{bmatrix} u_{node} \\ \theta_{node} \end{bmatrix}, \quad \mathbf{f}_{ext} = \begin{bmatrix} \text{externe Kräfte} \\ \text{externe Momente} \end{bmatrix}. \qquad (2.6)$$

Hierbei gibt $\mathbf{x} \in \mathbb{R}^m$ den Vektor aus Knotenverschiebungen $u_{node}$ und Knotenrotationen $\theta_{node}$ an. In dieser Darstellung sind lediglich die Rotationsfreiheitsgrade von Schalenelementen berücksichtigt. $\mathbf{M} \in \mathbb{R}^{m \times m}$ ist die Massenmatrix, $f_{int} \in \mathbb{R}^m$ ist der interne Kraftvektor und $f_{ext} \in \mathbb{R}^m$ ist der externe Kraftvektor.

### 2.5.2.1 Explizite Zeitintegration und zentrale Differenzenmethode

Die folgenden Ausführungen beschränken sich auf die Lagrange Betrachtungsweise und unabhängige Massenmatritzen wie sie in expliziten Solvern wie Virtual Performance Solution[17] (VPS) verwendet werden [36]. VPS ist der verwendete Solver für alle FEM-Berechnungen im Rahmen der Arbeit.

Bei expliziter FEM beträgt der berechnete Zeitraum meist lediglich bis zu einige hundert Millisekunden und umfasst im Fußgängerschutz ausschließlich den Primäranprall am Fahrzeug. Hierbei werden keine globalen Matrizen ensembliert sondern es wird ein direktes Integrationsschema verwendet, um die Bewegungsgleichungen, siehe Gleichung 2.5, direkt zu lösen. Häufig wird für diese Zeitintegration die zentrale Differenzenmethode verwendet. Zusätzlich verwenden explizite Solver oftmals eine sog. konzentrierte Massenmatrix, die ausschließlich mit Zahlenwerten auf der Hauptdiagonale bestückt ist, und lassen die Ensemblierung von Dämpfungs- und Tangentensteifigkeitsmatrix entfallen, um die Rechendauer einzugrenzen und Speicherplatz einzusparen. Abbildung 2.14 veranschaulicht die zentrale Differenzenmethode und die Zusammenhänge von Knotenverschiebungen, -geschwindigkeiten und -beschleunigungen in Abhängigkeit des Zeitschritts. Für jedes Element werden hierdurch die Bewegungsgleichungen direkt gelöst und es wird insbesondere keine Steifigkeitsmatrix invertiert, um die Recheneffizienz zu erhöhen.

Für den eindimensionalen Fall in der expliziten FEM[18] kann die Bewegungsgleichung (2.5) folgendermaßen umgeformt werden, um die gesuchten Verschiebungen der Knoten zum Zeitpunkt $t_{n+1}$ zu bestimmen

$$\mathbf{M\ddot{x}} + \mathbf{Kx} = \mathbf{f}(t). \qquad (2.7)$$

Hierbei gibt $\mathbf{K}$ die Steifigkeitsmatrix und $\mathbf{x}$ den Verschiebungsvektor an. Zum Zeitpunkt $t_n$ kann Gleichung 2.7 folgendermaßen ausgedrückt werden

---

[17] Bis einschließlich 2014 als Pam-Crash und seitdem als Virtual Performance Solution (VPS) von der ESI-Gruppe angeboten.

[18] Explizite FEM basierend auf dem zentralen Differenzenverfahren

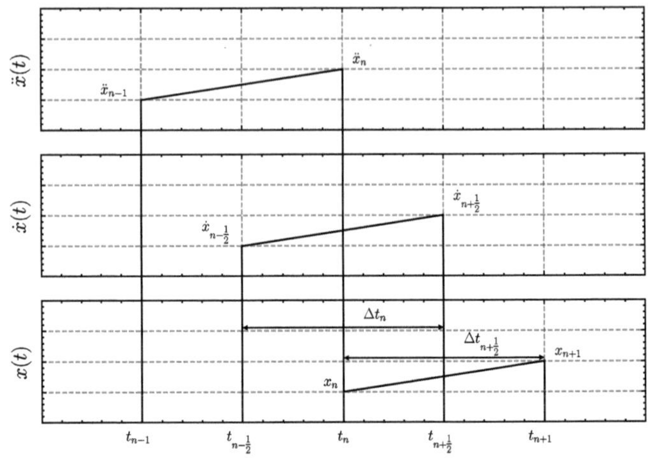

**Figure 2.14** Zentrale Differenzenmethode bei konstantem Zeitschritt nach [36]

$$\mathbf{M}\ddot{\mathbf{x}}_n + \mathbf{K}\mathbf{x}_n = \mathbf{f}_n. \tag{2.8}$$

Dieser Ausdruck lässt sich nach dem Beschleunigungsvektor zum Zeitpunkt $t_n$ umstellen

$$\ddot{\mathbf{x}}_n = \mathbf{M}^{-1}(\mathbf{f}_n - \mathbf{K}\mathbf{x}_n). \tag{2.9}$$

An dieser Stelle wird der Vorteil von konzentrierten Massenmatritzen klar, da zum Invertieren dieser lediglich der Kehrwert jedes Elements auf der Hauptdiagonalen gebildet werden muss. Durch den Beschleunigungsvektor zum Zeitpunkt $t_n$ lässt sich der Geschwindigkeitsvektor zum Zeitpunkt $t_{n+\frac{1}{2}}$ direkt bestimmen

$$\dot{\mathbf{x}}_{n+\frac{1}{2}} = \dot{\mathbf{x}}_{n-\frac{1}{2}} + \Delta t_n \ddot{\mathbf{x}}_n. \tag{2.10}$$

Durch den Geschwindigkeitsvektor lässt sich abschließend der gesuchte Verschiebungsvektor der Knoten zum darauffolgenden Zeitschritt $t_{n+1}$ bestimmen

$$\mathbf{x}_{n+1} = \mathbf{x}_n + \Delta t_{n+\frac{1}{2}}(\dot{\mathbf{x}}_{n-\frac{1}{2}} + \Delta t_n(\mathbf{M}^{-1}(\mathbf{f}_n - \mathbf{K}\mathbf{x}_n))). \tag{2.11}$$

Unter der Annahme, dass die Massenmatrix diagonalisiert ist, ist es also möglich die gesuchten Knotenverschiebungen direkt zu berechnen. Durch wiederholtes Lösen der Gleichungen 2.9–2.11 können fortan alle Zeitschritte eines Crash- oder Aufprallproblems gelöst werden. [36]

Die angesprochenen Nichtlinearitäten werden mittels spezieller Algorithmen direkt gelöst und erfordern keine iterativen Verfahren (z. B. Penalty-basierter Kontaktalgorithmus oder Plastizitätsmodell mit expliziter Aktualisierung). Der Nachteil der expliziten FEM ist die Begrenzung des maximalen Zeitschritts. Um Stabilität zu gewährleisten muss der Zeitschritt $\Delta t < \Delta t_{krit}$ sein. Explizite FEM ist hierdurch bedingt stabil und implizite FEM bedingungslos stabil, weil die Restriktion durch den maximalen Zeitschritt entfällt. Der kritische Zeitschritt $\Delta t_{krit}$ (auch stabiler Zeitschritt genannt) ist von den Netz- und Materialeigenschaften des Models abhängig und wird anhand des *Courant-Friedrichs-Lewy-Stabilitätskriteriums* definiert [22]:

$$\Delta t_{krit} = min(\tfrac{l_e}{c_e}). \tag{2.12}$$

Hierbei gibt $l_e$ die charakteristische Länge des Elements $e$ und $c_e$ die Wellenausbreitungsgeschwindigkeit an, die für isotropes, lineares Materialverhalten folgendermaßen definiert ist [97]:

$$c_e = \begin{cases} \sqrt{\frac{E(1-v)}{\rho(1+v)(1-2v)}} & \text{für Volumenelemente,} \\[2mm] \sqrt{\frac{E}{\rho(1-v)^2}} & \text{für Schalenelemente und} \\[2mm] \sqrt{\frac{E}{\rho}} & \text{für Stab- und Balkenelemente.} \end{cases} \tag{2.13}$$

An dieser Stelle wird offensichtlich, dass ein feineres Netz – also eine geringere Elementlänge $l_e$, das zur detaillierten Analyse von kritischen Stellen im Modell benötigt wird, zu einer Verringerung des stabilen Zeitschritts führt. Hierdurch erhöht sich die Rechendauer stark, da nun eine größere Anzahl an Zeitschritten für die selbe Gesamtdauer berechnet werden muss.

Zusammenfassend stellt Algorithmus 2.1 den Prozess der FEM mit expliziter Zeitintegration, wie er im Fußgängerschutz verwendet wird, dar. Innerhalb der expliziten Zeitintegration wird das Unterprogramm `getforce` (Algorithmus 2.2) ausgeführt, das zusätzlich dargestellt wird. Die Ausführungen beruhen dabei auf Belytschko [13].

---

**Algorithmus 2.1:** Explizite Zeitintegration

---

**Input:** Anfangsbedingungen, Initialisierung, Konvergenz- und Abbruchkriterium

**Output:** Aktualisierte Knotengeschwindigkeiten und -verschiebungen

Setze $\dot{\mathbf{x}}_0$, $\boldsymbol{\sigma}_0$ und Anfangswerte anderer Materialzustandsvariablen

Setze $\mathbf{x}_0 = 0$, $n = 0$, $t = 0$, berechne $\mathbf{M}$

**while** *Simulation nicht abgeschlossen* **do**

    **getforce**

    Berechne Beschleunigungen: $\ddot{\mathbf{x}}_n = \mathbf{M}^{-1}(\mathbf{f}_n - \mathbf{C}_{damp}\dot{\mathbf{x}}_{n-\frac{1}{2}})$

    Zeitaktualisierung: $t_{n+1} = t_n + \Delta t_{n+\frac{1}{2}}$, $t_{n+\frac{1}{2}} = \frac{1}{2}(t_n + t_{n+1})$

    Erste partielle Aktualisierung der Knotengeschwindigkeiten:

    $\dot{\mathbf{x}}_{n+\frac{1}{2}} = \dot{\mathbf{x}}_n + (t_{n+\frac{1}{2}} - t_n)\ddot{\mathbf{x}}_n$

    Einsetzen der Geschwindigkeitsrandbedingungen:

    **foreach** *Knoten I auf $\delta\Omega^{v^i}$* **do**

        $\dot{x}^{iI}_{n+\frac{1}{2}} = \bar{v}^i(\mathbf{x}^I, t_{n+\frac{1}{2}})$

    **end**

    Aktualisiere Knotenverschiebungen: $\mathbf{x}_{n+1} = \mathbf{x}_n + \Delta t_{n+\frac{1}{2}}\dot{\mathbf{x}}_{n+\frac{1}{2}}$

    **getforce**

    Berechne $\ddot{\mathbf{x}}_{n+1}$

    Zweite partielle Aktualisierung der Knotengeschwindigkeiten:

    $\dot{\mathbf{x}}_{n+1} = \dot{\mathbf{x}}_{n+\frac{1}{2}} + (t_{n+1} - t_{n+\frac{1}{2}})\ddot{\mathbf{x}}_{n+1}$

    Überprüfe Energiebilanz zum Zeitpunkt $n + 1$

    Aktualisiere Zähler: $n \leftarrow n + 1$

    **if** *Konvergenzkriterium erfüllt **or** Abbruchkriterium erreicht* **then**

        *Simulation abgeschlossen*

        **Output:** Aktualisierte Knotengeschwindigkeiten und -verschiebungen

    **else**

        *Simulation nicht abgeschlossen*

        Gehe zu Zeitaktualisierung

    **end**

**end**

---

Iteratoren werden innerhalb der Algorithmen als Exponenten aufgeführt. Der Index 0 symbolisiert die Anfangsbedingungen der jeweiligen Vektoren. $\mathbf{C}_{damp} \in \mathbb{R}^{m \times m}$ ist die Dämpfungsmatrix. An dieser Stelle sei darauf hingewiesen, dass die

---

**Algorithmus 2.2:** Unterprogramm getforce

---

**Input:** Initialisierung $\mathbf{f}_n = 0$ und $\Delta t_{krit} = \infty$
**Output:** Globale Knotenkräfte $\mathbf{f}_n = \mathbf{f}_{ext,n} - \mathbf{f}_{int,n}$
Berechne globale externe Knotenkräfte: $\mathbf{f}_{ext,n}$
**foreach** *Element e* **do**

> **SAMMLE** Element-Knotengeschwindigkeiten und -verschiebungen
> $\mathbf{f}^e_{int,n} = \mathbf{0}$
> **foreach** *Quadraturpunkt* $\boldsymbol{\xi}_Q$ **do**
>
> > **if** $n = 0$ **then**
> >
> > > Gehe zu Zeitaktualisierung im
> > > Algorithmus **Explizite Zeitintegration**
> >
> > **else**
> >
> > > Berechne Deformationsmaße: $\mathbf{D}_{n-\frac{1}{2}}(\boldsymbol{\xi}_Q), \mathbf{F}_n(\boldsymbol{\xi}_Q), \mathbf{E}_n(\boldsymbol{\xi}_Q)$
> > > Berechne Spannung: $\boldsymbol{\sigma}_n(\boldsymbol{\xi}_Q)$ durch die Konstitutivgleichung
> > > $\mathbf{f}^e_{int,n} \leftarrow \mathbf{f}^e_{int,n} + \mathbf{B}^T \boldsymbol{\sigma}_n \overline{w}_Q \mathbf{J}|_{\boldsymbol{\xi}_Q}$
> >
> > **end**
>
> **end**
> Berechne externe Knotenkräfte je Element: $\mathbf{f}^e_{ext,n}$
> Berechne die resultierenden Knotenkräfte: $\mathbf{f}^e_n = \mathbf{f}^e_{ext,n} - \mathbf{f}^e_{int,n}$
> Berechne den stabilen Zeitschritt $\Delta t_{krit}$:
> **if** $\Delta t^e_{krit} < \Delta t_{krit}$ **then**
>
> > $\Delta t_{krit} = \Delta t^e_{krit}$
>
> **else**
>
> > $\Delta t_{krit} = \Delta t_{krit}$
>
> **end**
> **VERTEILE** $\mathbf{f}^e_n$ auf die globalen Knotenkräfte
> Skalierung des stabilen Zeitschritts: $\Delta t_{krit} = \beta \Delta t_{krit}$

**end**

---

Steifigkeitskräfte $\mathbf{Kx}$ in expliziten Anwendung durch die Dämpfungskräfte $\mathbf{C}_{\mathbf{damp}}\dot{\mathbf{x}}$ ersetzt werden können, um die Berechnung zu stabilisieren. $\delta\Omega^{v^i}$ bezeichnet die $i$-te Geschwindigkeitsrandbedingung am Rand des Gebiets $\delta\Omega$ und $\overline{v}^i$ symbolisiert die vorgegebene Geschwindigkeit der $i$-ten Randbedingung. Die Überprüfung der Energiebilanz umfasst den Vergleich der Summe aus kinetischer, potentieller, Dämpfungs-, innerer Energie und äußerer Arbeit mit dem vorherigen Zeitschritt.

$\boldsymbol{\xi}_Q$ gibt die Quadraturpunkte $Q$ im natürlichen (lokalen) Koordiantensystem $\boldsymbol{\xi}$ des Elements $e$ an. Die Deformationsmaße bestehen aus dem Tensor der Deformationsrate $\mathbf{D}(\boldsymbol{\xi}_Q)$, dem Tensor des Deformationsgradienten $\mathbf{F}(\boldsymbol{\xi}_Q)$ und dem Green-Lagrange-Dehnungstensor $\mathbf{E}(\boldsymbol{\xi}_Q)$, der Dehnungen aufgrund von großen Deformationen speichert, die in Crashsimulationen besonders bedeutend sind. Zur Berechnung der internen Elementkräfte $\mathbf{f}^e_{int,n}$ werden die Beiträge aller Quadraturpunkte des Elements akkumuliert (Zu Beginn entspricht $\mathbf{f}^e_{int,n} = 0$, nach dem ersten Quadraturpunkt $\mathbf{B}^T \sigma_n \overline{w}_Q \mathbf{J}|_{\xi_Q}$ wird der ursprüngliche Wert aktualisiert und der nächste Quadraturpunkt hinzugefügt). $\mathbf{B}^T \sigma_n$ transformiert den Spannungstensor in einen äquivalenten Kraftvektor an den Knotenpunkten. $\overline{w}_Q \mathbf{J}|_{\xi_Q}$ skaliert diesen Kraftvektor mit der Gewichtung des Quadraturpunkts $\overline{w}_Q$ und der Determinante der Jacobi-Matrix $\mathbf{J}|_{\xi_Q}$ (Umrechnung der natürlichen, lokalen Koordinaten $\xi$ in globale Koordinaten). Hierdurch wird die Kraft über das Elementvolumen numerisch integriert. Abschließend wird der stabile Zeitschritt $\Delta t_{krit}$ mit dem Sicherheitsfaktor $\beta$ skaliert, um die Einhaltung des Courant-Friedrichs-Lewy-Stabilitätskriteriums abzusichern.

### 2.5.2.2 Subcycling, Massenskalierung und Hourglassing

Die Restriktionen durch den stabilen Zeitschritt führen häufig zu langen Berechnungszeiten. Es existieren verschiedene Techniken in industriellen Solvern wie VPS, um diese Restriktionen zu lockern. Subcycling ist ein Vorgehen, bei dem das Netz in verschiedene Bereiche aufgeteilt wird, die auf der Größe der zugehörigen Elemente basieren (Bereiche mit sehr großen Elementen und Bereiche mit sehr kleinen Elementen werden gebildet). Hierdurch können die Bereiche mit größeren Elementen mit einem wesentlich größeren Zeitschritt berechnet werden, was die Gesamtrechendauer verringert. Mittels spezieller Prozesse wird die Kontinuität der Ergebnisgrößen an den Übergängen zwischen den einzelnen Bereichen sichergestellt.

Aus Gleichung 2.12 folgt, dass der stabile Zeitschritt $\Delta t_{krit}$ von der Wellenausbreitungsgeschwindigkeit $c_e$ abhängig ist. $c_e$ wiederum ist abhängig von der Dichte $\rho$ des Elements $e$ (Gleichung 2.13), die über die Massenmatrix $\mathbf{M}$ gesteuert wird. Massenskalierung ist eine Methode, um den stabilen Zeitschritt ganzheitlich zu erhöhen (gleichmäßige Massenskalierung), stellenweise zu erhöhen (selektive Massenskalierung), dynamisch zu erhöhen (adaptive Massenskalierung) oder um nicht-physikalische Deformationsmoden zu verhindern (Hourglass Control Massenskalierung). Beispielsweise näherungsweise starre Bereiche des Simulationsmodells können hierdurch künstlich schwerer gemacht werden, um die Rechendauer zu verringern.

Elemente niedrigerer Ordnung, wie z. B. zweidimensionale Viereckselemente (keine Schalen) oder dreidimensionale Hexaederelemente, sind besonders anfällig für das sog. Hourglassing[19], eine nicht-physikalische Verformung, die einer Sanduhr ähnelt. Diese Anfälligkeit entsteht, weil diese Elementtypen Verformungsmodi unterstützen, bei denen sich gegenüberliegende Knoten derart bewegen, dass die

---

[19] Sanduhrähnliche Verformung der betroffenen Elemente (deutsch: Sanduhr)

Formänderungsenergie aufgehoben wird. Um dies zu vermeiden, kann die sogenannte Hourglassing-Stabilisierungsenergie in die Überprüfung der Energiebilanz (siehe Algorithmus 2.1) integriert werden. Dadurch kann für jeden Zeitschritt überprüft werden, ob diese Energie einen benutzerdefinierten Grenzwert (z. B. 1 % der inneren Energie des Modells) überschreitet. Maßnahmen zur Vermeidung von Hourglassing verwenden Elemente höherer Ordnung oder ein feineres Netz.

### 2.5.2.3 Kontaktmodellierung

Zentraler Bestandteil von Crash- und Anprallsimulationen im Fußgängerschutz sind Kontaktdefinitionen (z. B. aPLI-Fahrzeug-Kontakt) und Selbstkontakte (z. B. fahrzeuginterne Bauteilkontakte). Wie bereits angesprochen, werden hierfür häufig Penalty-basierte Kontaktalgorithmen verwendet. Hierzu wird ein sog. Master-Segment (z. B. ein Element oder ein Bauteil) und ein sog. Slave-Segment (z. B. ein Element oder auch einzelne Knoten) definiert und eine Kontaktsteifigkeit zwischen beiden eingeführt. Diese Steifigkeit oder auch sog. Penalty-Kraft wird meist über eine Feder zwischen Master- und Slave-Segment aufgebracht, um Durchdringungen zu verhindern. Diese ist orthogonal zum Master-Segment orientiert und überträgt lediglich Druckkräfte von Master- auf Slave-Segment. Für komplexere Kontakte, wie z. B. beim Abgleiten zweier Oberflächen aneinander, können tangentiale Federn hinzugefügt werden, um einen Reibungskoeffizienten zwischen den Kontaktpartnern einzubringen. Schalenelemente erhalten zusätzlich eine Kontaktdicke, die typischerweise auf der physikalischen Dicke des dazugehörigen Bauteils basiert, um realistische Kontaktsituationen zu ermöglichen. Für detailliertere Ausführungen und spezielle Kontaktmodelle wird auf [36] verwiesen, das einen Überblick über die zahlreichen Möglichkeiten eines kommerziellen Solvers bietet.

## 2.6    Numerische Optimierung

Numerische Optimierung ist ein Werkzeug, um iterativ die Verbesserung eines Ausgangszustandes zu erzielen, bis ein zuvor definiertes Konvergenz- bzw. Abbruchkriterium erreicht wird. Hierfür werden sog. *Optimierungsalgorithmen* verwendet. Die an dieser Stelle vorgestellten Grundlagen beruhen auf Nocedal und Wright [102] sowie auf Schumacher [117]. Für einen Überblick über die Optimierung mechanischer Strukturen ist insbesondere das Buch von Schumacher [117] empfehlenswert, da es einen praxisbezogenen und übersichtlichen Einstieg in die Thematik liefert.

Es existiert eine Vielzahl von Optimierungsalgorithmen, die jeweils auf eine bestimmte Art von Optimierungsproblem zugeschnitten sind. Es obliegt dem Anwender einen geeigneten Algorithmus für ein zu optimierendes Modell auszuwählen.

Diese Wahl entscheidet oftmals, ob das Problem langsam, schnell oder überhaupt gelöst werden kann. Aus mathematischer Sicht ist Optimierung die Minimierung oder Maximierung einer Funktion. Es wird die folgende Notation verwendet:

- $\theta$ ist der Vektor der *Parameter* und
- $f$ ist die *Zielfunktion*, die eine Funktion der Parameter $\theta$ ist und minimiert oder maximiert werden soll.

Sowohl die Parameter $\theta$ als auch die Zielfunktion $f$ werden in praktischen Anwendungen durch sog. *Restriktionen* in ihrem gültigen Wertebereich eingeschränkt. Der gültige Wertebereich der Parameter wird als Suchraum bezeichnet. Der Lösungsraum ist die Menge aller Lösungen, die die Restriktionen des Optimierungsproblems erfüllen. Der Lösungsraum besteht aus zulässigen und optimalen Lösungen, wobei insbesondere optimale Lösungen von Interesse sind, da diese den Wert der Zielfunktion $f$ verbessern. Neben dem globalen Optimum einer Zielfunktion $f$ existieren oftmals weitere lokale Optima. Um zu überprüfen, ob die gefundene Lösung eine optimale Lösung darstellt, bzw. ein globales Optimum der Zielfunktion ist, kann die Konvexität der Zielfunktion überprüft werden. Für praktische Anwendungen, wie in dieser Arbeit, ist der Nachweis der Konvexität komplex. Dies liegt an der Vielzahl der zu optimierenden Parameter $\theta$, was als mehrdimensionale Optimierung bezeichnet wird. Dieser Nachweis ist für höhere Dimensionen stark rechenaufwändig.

## 2.6.1  Mehrzieloptimierung

Praktische Anwendungen unterliegen gewöhnlich der gleichzeitigen Existenz mehrerer Zielfunktionen, was als Mehrzieloptimierung bezeichnet wird. Hierbei müssen Lösungen gefunden werden, die einen Kompromiss zwischen verschiedenen Zielfunktionen erlauben (sog. Pareto-Optimalität). Deshalb garantiert die Konvexität jeder einzelnen Zielfunktion nicht, dass der gesamte Lösungsraum konvex ist. Exemplarisch ist eine Pareto-Front für zwei Zielfunktionen $f_1$ und $f_2$ in der folgenden Abbildung 2.15 dargestellt.

Eine Lösung $\theta_{opt}$ ist dann Pareto-optimal, wenn keine Lösung im Suchraum existiert, die beide folgenden Bedingungen erfüllt:

- $f_i(\theta) \leq f_i(\theta_{opt})$ für alle $i \in \{1, \ldots, m\}$ und
- $f_i(\theta) < f_i(\theta_{opt})$ für mindestens ein $i \in \{1, \ldots, m\}$.

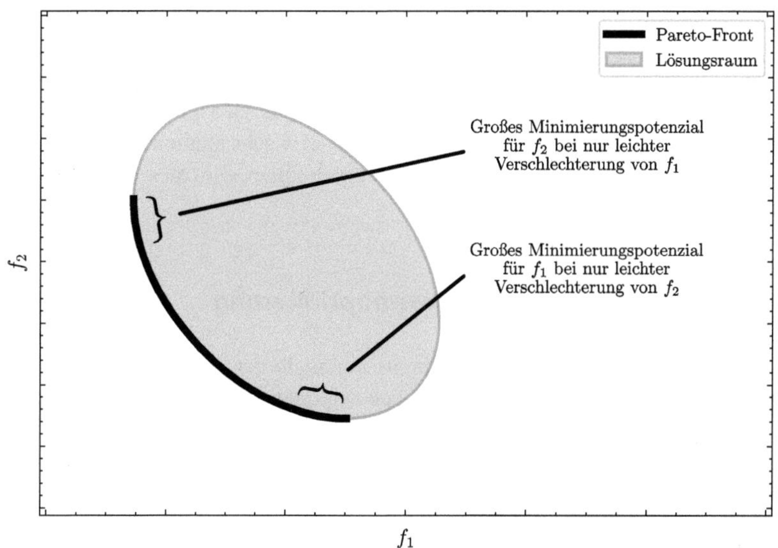


**Figure 2.15**  Pareto-Front für die Zielfunktionen $f_1$ und $f_2$ nach [117]

Bei allen Lösungen, die nicht Pareto-optimal sind, lässt sich also der Wert mindestens einer Zielfunktion vermindern, ohne die übrigen Zielfunktionen zu erhöhen. Die Pareto-optimale Lösung – der Kompromiss zwischen den beiden Zielfunktionen $f_1$ und $f_2$, wird also zwischen den beiden Bereichen mit den gekennzeichneten Potentialen liegen (siehe Abbildung 2.15).

In der Praxis ist die komplette Generierung der Pareto-Front sehr zeitaufwändig, weshalb oft mittels einer Präferenzfunktion $p$ ein Ersatzproblem geschaffen wird. Das Optimierungsproblem kann wie folgt ausgedrückt werden

$$min\left(p\left(f(\boldsymbol{\theta})\right)\right) = p\left(f(\boldsymbol{\theta_{opt}})\right). \tag{2.14}$$

Eine einfach Methode für die Definition der Präferenzfunktion $p$ ist die Gewichtung der Zielfunktionen $f_i$:

$$p\left(f(\boldsymbol{\theta})\right) = \sum_{i=1}^{m} w_i\, f_i(\boldsymbol{\theta}), \tag{2.15}$$

mit den Wichtungsfaktoren $0 \leq w_i \leq 1$, wobei $\sum_{i=1}^{m} w_i = 1$, gilt. Die Bestimmung der Wichtungsfaktoren kann anhand einer Nutzwertanalyse erfolgen. Dieses Vorgehen ist für sehr unterschiedliche Zielfunktionen (z. B. Gewicht und Deformation) nicht ratsam. Da jedoch beispielsweise in Kapitel 4 sehr ähnliche Zielfunktionen (ausschließlich Verschiebungen) optimiert werden sollen, wird dieses Vorgehen aufgrund seiner Praktikabilität verwendet.

## 2.6.2  Mehrziel-Partikelschwarmoptimierung

Der verwendete Optimierungsalgorithmus innerhalb der Arbeit ist die Mehrziel-Partikelschwarmoptimierung. Ursprünglich schlugen Kennedy und Eberhart [67] die Partikelschwarmoptimierung (PSO) für die Optimierung einer Zielfunktion vor, die von der Choreographie eines Vogelschwarms inspiriert wurde. Das Schema der PSO ist in Abbildung 2.16 dargestellt. Jedes Partikel $j$ repräsentiert ein Simulationsmodell mit den Designparametern $\boldsymbol{\theta}$. Das Ziel ist die Minimierung der Zielfunktion $f(\boldsymbol{\theta})$. Die Bewegung des $j$-ten Partikels von seiner aktuellen Position $P^j(i)$ zu seiner aktualisierten Position $P^j(i+1)$ innerhalb des Suchraums hängt sowohl von der persönlichen besten Position $p_{best}^j(i)$ als auch von der besten globalen Position der Population $g_{best}^j(i)$ ab. Hierbei bezeichnet $i$ die aktuelle Iteration. Die persönliche beste Position $p_{best}^j(i)$ ist die beste Position, die ein Partikel selbst in allen vorherigen Iterationen gefunden hat, während die beste globale Position der Population $g_{best}^j(i)$ die beste Position ist, die alle Partikel der Population in allen vorherigen Iterationen gefunden haben. Nach jeder Iteration $i$ wird das Residuum[20] $r_{res}$ der Zielfunktion $f$ ausgewertet. Sobald die Änderung der Zielfunktion $f$ zwischen zwei Iterationen $i$ und $i+1$ kleiner als das Konvergenzkriterium $\epsilon_k$ ist oder das Residuum zwischen zwei Iterationen $i$ und $i+1$ kleiner als ein weiteres Konvergenzkriterium $\delta_k$ ist, ist die Optimierung konvergiert. Sind zu viele Iterationen erforderlich, um das globale Optimum zu finden, wird die Optimierung nach $T$ Iterationen (Abbruchkriterium) abgebrochen. Der Prozess der Partikelbewegung kann mathematisch wie folgt beschrieben werden:

---

[20] Das Residuum einer Zielfunktion ist die Differenz zwischen Zielwert der Zielfunktion – der Zielwert beschreibt den Wert, der mit der Optimierung erreichen werden soll, und tatsächlichem Wert der Lösung. Ein Residuum $r_{res} = 0$ definiert eine optimale Lösung.

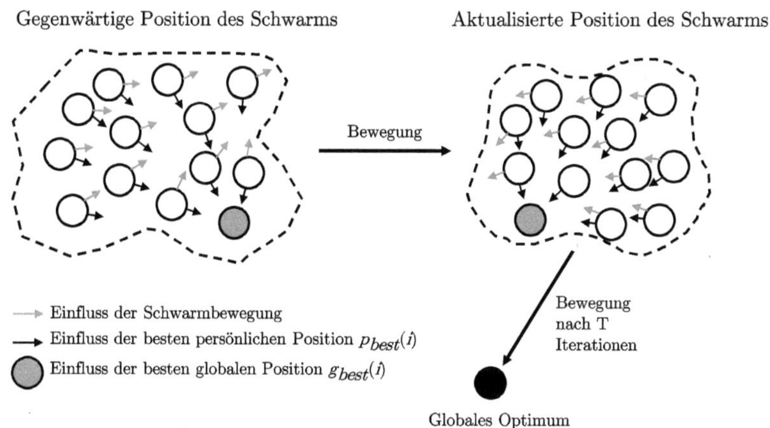


**Figure 2.16** Prozess der Partikelschwarmoptimierung nach [17]

$$V^j(i+1) = \omega \times V^j(i) + d_1 \cdot rdm_1(p_{best}^j(i) - P^j(i)) + d_2 \cdot rdm_2(g_{best}^j(i) - P^j(i)),$$
(2.16)

$$P^j(i+1) = P^j(i) + V^j(i+1).$$
(2.17)

Hier ist $V^j(i)$ die aktuelle Geschwindigkeit von Partikel $j$ und $\omega$ ist ein konstanter Gewichtungsfaktor. Darüber hinaus sind $d_1$ und $d_2$ Konstanten, die den Einfluss der global besten Position und der persönlich besten Position bestimmen, um die Erkundung und Ausnutzung des Suchraums zu steuern. Schließlich sind $rdm_1$ und $rdm_2$ Zufallswerte zwischen Null und Eins, die bei jeder Iteration aktualisiert werden und eine gewisse "Craziness"[21] widerspiegeln.

Viele reale Anwendungen haben jedoch mehrere zu optimierende Ziele. Für die Mehrzieloptimierung wurde MOPSO[22] von Coello et al. [20] vorgeschlagen. Der Unterschied zwischen PSO und MOPSO ist, dass die Zielfunktion $f$ in einen Vektor von Zielfunktionen $f_i$ erweitert wird. MOPSO wurde beispielsweise in [84] erfolgreich angewendet, um Fahrzeugfrontstrukturen hinsichtlich des FGS-Beinanpralls zu verbessern. Algorithmus 2.3 zeigt den Prozess, der in einer PSO durchlaufen wird.

---

[21] Willkürlicher Einfluss, der in der Bewegunsdynamik und dem Sozialverhalten von Fisch- und Vogelschwärmen beobachtet wird (deutsch: Verrücktheit).

[22] Multi-Objective Particle Swarm Optimisation (deutsch: Mehrziel Partikelschwarmoptimierung)

---

**Algorithmus 2.3:** Partikelschwarmoptimierung

---

**Input:** Zielfunktion $f(P)$, Konvergenzkriterien $\epsilon_k$ und $\delta_k$, Gesamtanzahl der Iterationen $T$, Populationsgröße $N$ und Koeffizienten $\omega, d_1, d_2$

**Output:** Pareto-optimale Lösungen $\theta_{opt}$

**foreach** *Partikel $j$* **do**

    Initialisiere Geschwindigkeit $V^j$ und Position $P^j$ für das $j$-te Partikel

    Berechne Fitness des $j$-ten Partikels $f(P^j)$ und setze $P^j_{best} = P^j$

**end**

$g_{best} = \min\{f(P^j_{best})\}$

**for** $i = 1$ *bis* $T$ **do**

    **for** $j = 1$ *bis* $N$ **do**

        Aktualisiere Geschwindigkeit $V^j(i)$ und Position $P^j(i)$ des $j$-ten Partikels

        Berechne Fitness des $j$-ten Partikels $f(P^j(i))$

        **if** $f(P^j(i)) < f(P^j_{best})$ **then**

            $P^j_{best} = P^j(i)$

        **end**

        **if** $f(P^j_{best}) < g_{best}$ **then**

            $g_{best} = f(P^j_{best})$

        **end**

    **end**

**end**

$P^j$ mit $f(P^j) = g_{best}$

$\theta_{opt} = P^j$

**Output:** $\theta_{opt}$

---

# CORA+: Eine erweiterte Bewertungsmethode 3

In diesem Kapitel wird eine objektive Bewertungsmethode für die Ergebniskurven des Fußgängerschutz Beinanpralls entwickelt. Innerhalb des Entwicklungsprozesses eines Neufahrzeugs, vgl. Abbildung 1.3, wird nach der Produktdefinition die Produktentwicklung durchgeführt. Diese Phase nimmt den Großteil der Entwicklungszeit ein und ist geprägt von verschiedenen virtuellen Prototypen, um alle Systemanforderungen zu erfüllen. Damit während der Phase der Produktentwicklung stets akkurate Simulationsergebnisse erzielt werden, sind valide Simulationsmodelle notwendig. Im FGS ist das Wissen über das Deformationsverhalten verschiedener Materialien und das Verständnis für die Kinematik der verschiedenen Impaktoren entscheidend. Beides stammt aus Komponententests und der Auswertung von bereits entwickelten Fahrzeugen (Gesamtfahrzeugversuche). Der Vergleich der Simulationsergebnisse mit den entsprechenden physikalischen Testergebnissen (sowohl Komponenten- als auch Gesamtfahrzeugversuche) wird nicht nur im aktuellen Projekt angewandt, sondern dient auch als Grundlage für zukünftige Projekte. Die Methodik und Ergebnisse in diesem Kapitel basieren auf den eigenen Veröffentlichungen in [44, 46].

Um einschätzen zu können, ob ein Simulationsmodell einen Versuch zufriedenstellend abbildet, werden in verschiedenen Bereichen der Fahrzeugsicherheit unterschiedliche objektive Bewertungsmethoden eingesetzt. Im FGS beschränkt sich diese Auswertung auf den Vergleich von Antworts-Zeit-Kurven zwischen Simulation und Versuch. Diese Kurven werden im Impaktor gemessen und bilden die

---

**Ergänzende Information** Die elektronische Version dieses Kapitels enthält Zusatzmaterial, auf das über folgenden Link zugegriffen werden kann https://doi.org/10.1007/978-3-658-50952-1_3.



D. Isemann, *Zur Auslegung von Fahrzeugfronten im Fußgängerschutz mit dem advanced Pedestrian Legform Impactor (aPLI)*, AutoUni – Schriftenreihe 184, https://doi.org/10.1007/978-3-658-50952-1_3

Verletzungskriterien ab. Häufig wird hierzu die CORA-Metrik[1] verwendet, die eine gemeinschaftliche Entwicklung von deutschen Automobilherstellern ist [35]. Hierbei wird die Ähnlichkeit einer Vergleichskurve (z. B. aus der Simulation) mit einer Referenzkurve (z. B. aus dem Test) auf einer Skala von Null bis Eins analysiert. Eine höhere Bewertung entspricht einer größeren Ähnlichkeit zwischen den Kurven.

Nach Vavalle et al. [132] bietet die CORA-Metrik im Vergleich zu mehreren anderen objektiven Bewertungsmethoden die umfassendste Bewertung von Signalen. Dies liegt daran, dass sie eine Korridorbewertung und eine Kreuzkorrelationsbewertung vereint, die die Bewertung von Schlüsselmerkmalen innerhalb der Kurven (Phasenverschiebung, Größe und Form) ermöglicht. Die Bewertungen dieser Schlüsselmerkmale ermöglichen es Ingenieuren eine klare und effektive Ursachenanalyse durchzuführen. Für die Simulation von Sensorsignalen im Bereich der Crashsensorik ist die Bewertungsmethode von Murmann – CoSi (Correlation of Signals) – erwähnenswert [95]. Als Grundlage von CoSi dient ein Korridor um eine Kurve, der nicht nur Abweichungen in Abszissen-Richtung, sondern auch auf der Ordinate berücksichtigt. Eine weitere relevante objektive Bewertungsmethode ist die EEARTH-Metrik[2] [138], die auf den EEARTH Fehlern basiert und ebenfalls Schlüsselmerkmale (Phasenverschiebung, Größe und Steigung) analysiert [112, 113]. Zhan et al. [138] zeigen, dass sowohl die CORA- als auch die EEARTH-Metrik zutreffende, objektive Bewertungen von Antworts-Zeit-Kurven liefern. Barbat et al. [10] definieren sieben Qualitätskriterien für objektive Bewertungsmethoden:

- Objektivität,
- Generizität,
- Robustheit,
- Symmetrie,
- Einfachheit,
- enthält eine klare physikalische Bedeutung, beruht auf dem Wissen von Fachexperten und
- berücksichtigt Unsicherheiten.

Diese werden gesamtheitlich sowohl von der CORA- als auch von der EEARTH-Metrik erfüllt. Da die EEARTH-Metrik auch dann eine Gesamtbewertung berechnet, wenn innerhalb des Bewertungsintervalls Daten fehlen, was bei CORA nicht der Fall ist, schlagen sie eine Kopplung der CORA-Korridormethode mit der

---

[1] Correlation and Analysis (deutsch: Korrelation und Bewertung)

[2] Enhanced Error Assessment of Response Time Histories (deutsch: verbesserte Fehlerbeurteilung von Antworts-Zeit-Kurven)

EEARTH-Metrik (Phase, Größe und Steigung) vor. Bei dieser gekoppelten Methode handelt es sich um die objektive Bewertungsmethode nach ISO/TS 18571:2014 [53]. Davis et al. [23] vergleichen Expertenmeinungen mit den CORA- und ISO/TS 18571:2014-Bewertungen. Sie kommen zu dem Schluss, dass die Expertenmeinungen deutlich besser mit der CORA-Größenmetrik übereinstimmen als mit der ISO-Größenmetrik. Daher schlagen sie einen gemischten Ansatz aus CORA-Korridor, CORA-Größe und ISO-Form und Phase (EEARTH-Form und Phase) vor. Für die Bewertung von Kraft-Verschiebungs-Kurven (Kurven, die eine Be- und Entlastungsphase haben) wurde die MADM-Metrik[3] entwickelt [105]. Die Kopplung von CORA und MADM für Kurven mit perfekten CORA-Bewertungen kann die Ergebnisse durch MADM abstufen und eine optimale Lösung liefern [11].

Albert et al. [6] zeigen in einer gründlichen Literaturübersicht die verschiedenen Anwendungsbereiche und -modifikationen der CORA-Metrik. Insgesamt ist die CORA-Metrik eine sehr häufig verwendete objektive Bewertungsmetrik in verschiedenen Forschungsbereichen, hat ihren Ursprung in der Fahrezeugsicherheit und ist deshalb der Startpunkt der Untersuchungen in diesem Kapitel. Im Rahmen der vorliegenden Arbeit wird deshalb die Anwendung des CORA-Verfahrens auf die Ergebniskurven des Fußgängerschutzes untersucht.

Die Bewertung des Verletzungsrisikos für Fußgänger beim Fahrzeuganprall wird durch Prüfprotokolle von Gesetzgebern und Verbraucherschutzorganisationen bestimmt. Um die Tests zu bestehen, dürfen die gemessenen Maximalwerte der Ergebniskurven (Verletzungskriterien) bestimmte Grenzwerte nicht überschreiten. Die Grenzwerte basieren auf PMHS Versuchen und werden für Impaktoren durch Verletzungsrisikofunktionen und Transferfunktionen definiert. [60, 61, 68, 79]

Im FGS müssen valide Simulationsmodelle also hohe CORA-Werte erreichen und gleichzeitig die Maximalwerte der Ergebniskurven reproduzieren. Die hieraus abgeleitete Forschungsfrage lautet daher: Berücksichtigt die CORA -Bewertungsmetrik die Maximalwerte der Ergebniskurven in angemessener Weise? Wenn nein – wie kann die CORA Metrik angepasst werden, um eine angemessene Berücksichtigung der Maximalwerte zu erreichen?

## 3.1  CORA Metrik

Dieser Abschnitt beschreibt die Berechnung des CORA-Wertes für die Bewertung der Ähnlichkeit zwischen einer Vergleichskurve $y(t)$ (z. B. Simulation) und seiner zugehörigen Referenzkurve $x(t)$ (z. B. Versuch). Die CORA-Metrik verwendet zwei

---

[3] $\underline{M}$inimum $\underline{A}$rea $\underline{D}$iscrepancy $\underline{M}$ethod (deutsch: Methode der minimalen Flächendiskrepanz)

verschiedene Methoden, um den CORA-Wert zu berechnen – die Korridormethode und die Kreuzkorrelationsmethode. Die Kreuzkorrelationsmethode besteht aus drei Verfahren, die verschiedene Signalcharakteristiken bewerten – Phase, Größe und Form. Abbildung 3.1 zeigt eine Übersicht über die Berechnungsstruktur des CORA-Wertes.

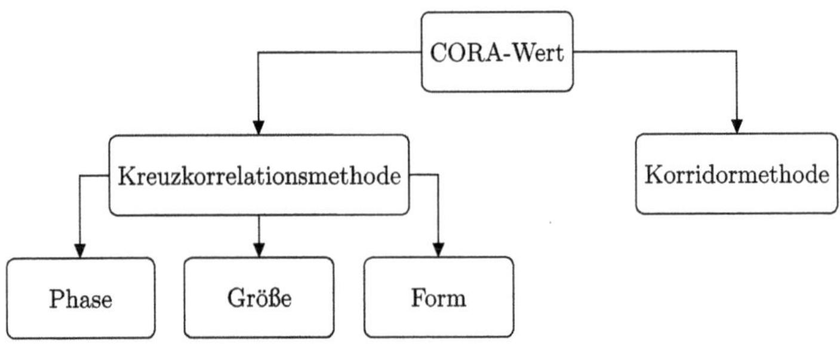


**Abbildung 3.1** Berechnungsstruktur des CORA-Wertes

Für die Korridormethode werden entlang der Vergleichskurve ein innerer Korridor $\sigma_i$ und ein äußerer Korridor $\sigma_a$ festgelegt. Die Berechnung der Korridore erfolgt anhand der nachfolgenden Gleichungen

$$\sigma_i = a_0 \cdot Y_{norm}, \tag{3.1}$$

$$\sigma_a = b_0 \cdot Y_{norm} \tag{3.2}$$

und

$$Y_{norm} = max\Big(|min(x(t))|, \ max(x(t))\Big). \tag{3.3}$$

Hierbei definieren $a_0$ und $b_0$ die Breite der jeweiligen Korridore[4]. Der Parameter $Y_{norm}$ ist das Extremum der Referenzkurve $x(t)$. Liegt die Vergleichskurve $y(t)$ innerhalb des inneren Korridors, wird für jeden betroffenen Zeitschritt eine Korridorbewertung $c_i = 1$ vergeben. Liegt die Vergleichskurve innerhalb des äußeren Korridors, wird für jeden betroffenen Zeitschritt eine Punktzahl zwischen 0 und 1 zugewiesen – je nach der genauen Position innerhalb des äußeren Korridors (lineare Interpolation). Befindet sich die Vergleichskurve außerhalb beider Korridore, wird für jeden betroffenen Zeitschritt eine Korridorbewertung $c_i = 0$ zugewiesen.

---

[4] In Tabelle A.1 sind alle verwendeten CORA-Parameter aufgelistet. Hierbei ist sich an den Empfehlungen im Benutzerhandbuch [127] orientiert worden.

Die Gesamtbewertung der Korridormethode $C_1$ ist der Mittelwert aus allen bewerteten Zeitschritten

$$C_1 = \frac{\sum\limits_{i=1}^{n} c_i}{n} \quad \text{mit } 0 \leq C_1 \leq 1. \tag{3.4}$$

Zusammenfassend stellt Abbildung 3.2 das Bewertungsprinzip der Korridormethode dar.

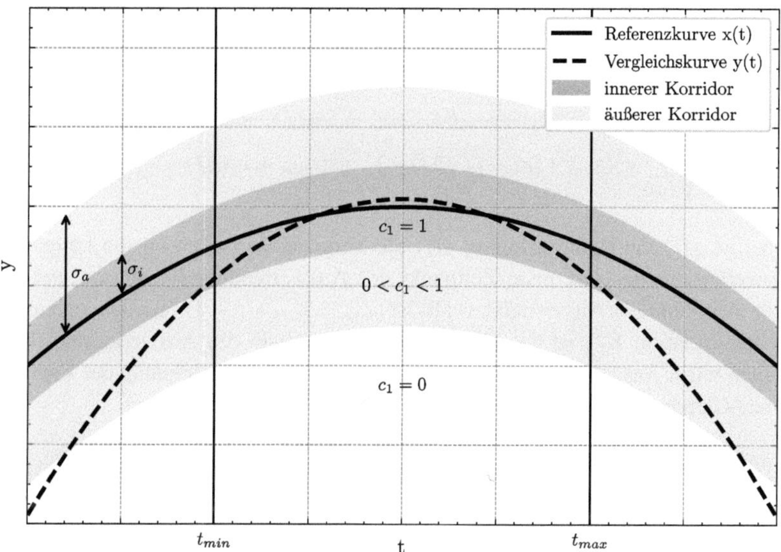


**Abbildung 3.2** Korridormethode nach [127]

Die Kreuzkorrelationsmethode besteht aus den Verfahren: Form, Phase und Größe. Sie komplementieren die Korridormethode, indem sie gewisse Signalcharakteristiken individuell bewerten. Beispielsweise würden zwei identische Kurven eine sehr geringe Gesamtbewertung aus der Korridormethode $C_1$ erhalten, wenn eine konstante Zeitverschiebung vorläge, die die Vergleichskurve nur weit genug in Abszissen-Richtung verschiebt. Um die identische Kurvenform trotzdem zu berücksichtigen, wird durch die Kreuzkorrelationsmethode eine sehr gute Form- und Größenbewertung vergeben – Phase und Korridormethode wären entsprechend trotzdem niedrig bewertet. Hierdurch wird ein ausgewogener CORA-Wert erreicht, der sowohl die suboptimale Phasenverschiebung als auch die optimale Form und Größe berücksichtigt. Insgesamt ergänzt die Kreuzkorrelationsmethode die Korridorme-thode, um ihre Objektivität zu erhöhen.

Um die Gesamtbewertung der Kreuzkorrelationsmethode aus ihren drei Signal-charakteristiken zu berechnen, wird zunächst die maximale Kreuzkorrelation $K_{xy}(m)$ berechnet und zur Bestimmung der Bewertungen der Charakteristiken selbst ver-wendet. Die Referenzkurve wird entlang der Abszisse in $m$ Schritten von $\Delta t$ ver-schoben, bis $m_{min}$ für Linksverschiebungen und $m_{max}$ für Rechtsverschiebungen erreicht sind (vorgegebene Parameter, abhängig von der Einschätzung des Benut-zers)

$$K_{xy}(m) = \frac{\sum_{i=0}^{n-1} x(t_{min}+(m+i)\cdot\Delta t)\cdot y(t_{min}+i\cdot\Delta t)}{\sqrt{\sum_{i=0}^{n-1} x^2(t_{min}+(m+i)\cdot\Delta t)\cdot\sum_{i=0}^{n-1} y^2(t_{min}+i\cdot\Delta t)}} \text{mit} -1 \leq K_{xy} \leq 1.$$

(3.5)

Dabei ist $x(t)$ die Referenzkurve, $y(t)$ die Vergleichskurve und $n$ die Länge des Auswerteintervalls. Der erste Zeitpunkt des Auswerteintervalls ist $t_{min}$ und der letzte Zeitpunkt des Auswerteintervalls ist $t_{max} = t_{min}+(n-1)\cdot\Delta t$. Die maximale Kreuzkorrelation $K_{xy}$ ist das Maximum, das innerhalb des Auswerteintervalls $n$ erreicht wird. Anschließend wird das maximale $K_{xy}$ zur Berechnung der **Form** $V$ gemäß Gleichung 3.6 verwendet

$$V = \left(\frac{1}{2}(K_{xy}+1)\right)^{k_V}.$$

(3.6)

Der Parameter $k_V$ entspricht einem Exponenten, der die Differenz zum möglichen Optimum gewichtet. Je höher $k_V$ gewählt wird, desto stärker wird die vorhandene Differenz abgewertet – in anderen Worten: je höher $k_V$ gewählt wird, desto stärker wird der vorhandene Fehler bestraft (sog. Strafexponent).

Die Bewertung der **Phase** $P$ wird ebenfalls bei maximalem $K_{xy}$ berechnet. Der tatsächliche Phasenverschiebungswert $\delta$ (die zur Maximierung von $K_{xy}$ erforderli-che Phasenverschiebung in $m$ Schritten von $\Delta t$) wird mit der minimal und maximal zulässigen Phasenverschiebung $\delta_{min}$ bzw. $\delta_{max}$ (benutzerdefinierte Einschätzung) verglichen. Ist $\delta$ kleiner als $\delta_{min}$, wird die Phasenverschiebung mit Eins bewertet. Ist $\delta$ größer als $\delta_{max}$, wird die Phasenverschiebung mit Null bewertet. Wenn $\delta$ größer als $\delta_{min}$ und kleiner als $\delta_{max}$ ist, wird die Phasenverschiebungsbewertung gemäß Gleichung 3.7 berechnet

$$P = \left( \frac{\left| \delta_{max} - |\delta| \right|}{\delta_{max} - \delta_{min}} \right)^{k_P}. \tag{3.7}$$

Analog zum Parameter $k_V$ ist der Parameter $k_P$ ein Strafexponent, der die vorhandene Phasenverschiebung bewertet.

Die Bewertung der **Größe** $G$ erfolgt anhand der optimalen Phasenverschiebung $\delta$. Die Größe $G$ wird bestimmt, indem zunächst die Verhältnisse der Quadrate der Flächen zwischen den Kurven und der Abszisse nach Gleichung 3.8 berechnet

$$\frac{A_x}{A_y} = \frac{\sum\limits_{i=1}^{n} x^2(t_{min} + \delta + i \cdot \Delta t)}{\sum\limits_{i=1}^{n} y^2(t_{min} + i \cdot \Delta t)} \tag{3.8}$$

und anschließend anhand von Gleichung 3.9 miteinander verglichen werden

$$G = \begin{cases} \left( \dfrac{A_x}{A_y} \right)^{k_G} & \text{für } A_y > A_x \\[2ex] \left( \dfrac{A_y}{A_x} \right)^{k_G} & \text{für } A_x > A_y \end{cases}. \tag{3.9}$$

Auch hier entspricht der Parameter $k_G$ einem Strafexponenten.

Der CORA-Wert $C_3$, also das Ergebnis aus der Kombination von Kreuzkorrelationsmethode und Korridormethode, wird anhand von Gleichung 3.10 berechnet

$$C_3 = g_1 \cdot C_1 + g_2(g_V \cdot V + g_P \cdot P + g_G \cdot G). \tag{3.10}$$

Die Variablen $g_V$, $g_P$ und $g_G$ sind Gewichtungfaktoren für jedes Verfahren bzw. jede Methode, die durch den Nutzer individuell einstellbar sind. Albert et al. weisen in [6] darauf hin, dass CORA-Werte nur dann brauchbar sind, wenn die verwendeten Parameter und Gewichtungsfaktoren transparent sind. In Anhang A befindet sich deshalb Tabelle A.1, die die im Rahmen der Arbeit verwendeten CORA-Parameter auflistet. Weitere Informationen zur Berechnung des CORA-Wertes können im CORA-Benutzerhandbuch nachgelesen werden [127].

**Berücksichtigung der Maximalwerte der Ergebniskurven im CORA-Wert**
Der Maximalwert einer Kurve wird von CORA indirekt erfasst. Eine explizite Betonung von Maximalwerten ist nicht vorgesehen. Ursprünglich schlagen die Autoren vor, dass durch eine Verringerung der Korridorbreite um den Zeitpunkt des

Auftretens des Maximalwertes und durch eine Erhöhung der Gewichtung dieses Zeitschrittes eine Betonung der Maximalwerte geschaffen werden soll [35]. Das Problem dabei ist, dass eine mögliche Phasenverschiebung die Korridorbewertung $C_1$ und damit auch die Maximalwertbewertung deutlich verschlechtern würde. So würde beispielsweise eine Vergleichskurve mit einem ähnlichen Maximalwert wie die Referenzkurve eine schlechte Korridorbewertung erhalten, wenn eine Phasenverschiebung vorliegt. Die Phasenverschiebung wird nur im Rahmen der Kreuzkorrelationsmethode berücksichtigt. Die Berücksichtigung des Maximalwerts durch die Korridormethode alleine erscheint deshalb nicht zielführend.

## 3.2    Untersuchung der Ergebniskurven beim Beinanprall

Die Verwendung der CORA-Metrik für den FGS-Beinanprall wird anhand von zwei Datensätzen untersucht – einem FlexPLI-Datensatz und einem aPLI-Datensatz. Beide Datensätze bestehen aus drei Unterdatensätzen, die jeweils eine der Testpositionen Y0, Y300 und Y500 enthalten. (Koordinaten in mm entlang der Fahrzeugfront, wobei Y0 die zentrale Position ist). Beide Datensätze bzw. alle sechs Versuche und die dazugehörigen sechs Simulationen sind am selben Fahrzeug, einem Kompaktwagen, aufgenommen worden. Die Höhe des Impaktors (gemessen an seinem unteren Ende) über der Fahrbahn beträgt beim aPLI 75 mm und beim FlexPLI 25 mm, entsprechend dem Euro NCAP-Fußgängertestprotokoll [1]. Abbildung 3.3 zeigt die Testpositionen.

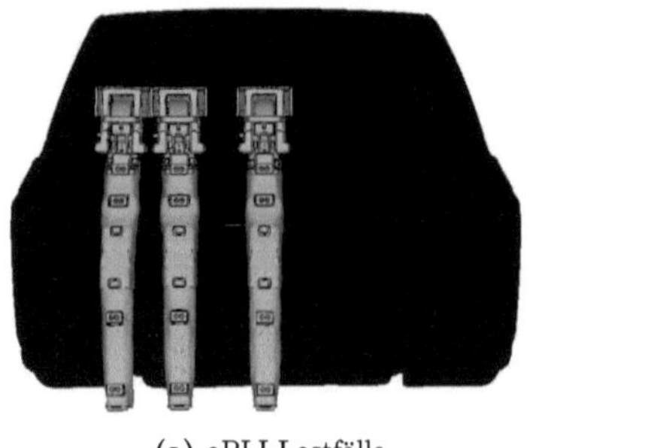

(a) aPLI Lastfälle                              (b) FlexPLI Lastfalle

**Abbildung 3.3** Testpositionen Y500, Y300 und Y0 (von links nach rechts) am Kompaktwagen im Simulationsmodell bei t = 20 ms für den aPLI (a) und den FlexPLI (b)

Jeder FlexPLI-Teildatensatz besteht aus elf Kurven und jeder aPLI-Teildatensatz aus acht Kurven, die die verschiedenen Messwerte darstellen. Die Abbildungen 2.7 und 2.9 zeigen die Position der Sensoren in den FEM-Simulationsmodellen des FlexPLI und des aPLI zur Ermittlung der Messwerte, die den Hardware-Impaktoren entsprechen. Das Bewertungsintervall für die Verletzungskriterien beträgt 60 ms, beginnend mit dem ersten Kontakt zwischen Impaktor und Fahrzeug. Es ist zu beachten, dass in dieser Untersuchung auch die Femur-Messstellen des FlexPLI betrachtet werden – im Gegensatz zu den Gesetzes- oder Verbraucherschutztests.

## 3.3  Ergebnisse

In diesem Abschnitt werden die Ergebnisse für die vorgestellten Datensätze darge-stellt. Die Korridorbreite, wie in Abschnitt 3.1 von [35] vorgeschlagen, wird nicht angepasst, da sie eine Phasenverschiebung von $P = 1$ für jedes Signal in beiden Datensätzen erfordern würde, um anwendbar zu sein. Beide Datensätze enthal-ten Kurven mit unterschiedlichen Phasenverschiebungen. Abbildung 3.4 zeigt den Zusammenhang zwischen CORA-Wert und Abweichung des Maximalwerts für die Ergebniskurven des FlexPLI-Datensatzes. Die drei Testpositionen Y0, Y300 und Y500 sind in der Darstellung zusammengefasst. Jeder Punkt repräsentiert einen Signal-Simulations-Vergleich.

Die Mehrheit der Punkte weist hohe CORA-Werte ($> 0, 6$) auf, was beweist, dass die Simulationsmodelle das physikalische Verhalten der entsprechenden Tests wie-dergeben. Gleichzeitig zeigt Abbildung 3.4, dass die Abweichung der Maximalwerte der Ergebniskurven zwischen Simulation und Versuch bei guten CORA-Werten (0,6 bis 0,8) stark streut (zwischen 0 % und 59 %).

In Abbildung 3.5 sind analog zu Abbildung 3.4 die Ergebnisse des aPLI-Datensatzes erfasst. Auch hier sind die drei Testpositionen in der Darstellung zusam-mengefasst. Der Datensatz in Abbildung 3.5 besteht aus CORA-Werten $> 0, 55$. Dies zeigt, dass die Simulationsmodelle das physikalische Verhalten in den Hardwa-reversuchen wiedergeben. Es gibt keine auffälligen Ausreißer. Die Abweichungen der Maximalwerte der Ergebniskurven zwischen Simulation und Versuch liegen zwischen 0 % und 38 %. Dies bedeutet im Vergleich zum FlexPLI-Datensatz eine geringere Streuung. Trotzdem weist der FlexPLI-Datensatz im Vergleich zum aPLI-Datensatz mehr ausgezeichnete CORA-Werte ($> 0, 8$) auf (15 ggü. 3). Insgesamt zeigen beide Datensätze, dass die Maximalwerte der Ergebniskurven stark von-einander abweichen, obwohl die CORA-Werte auf eine gute Korrelation zwischen Simulation und physikalischem Test hinweisen.

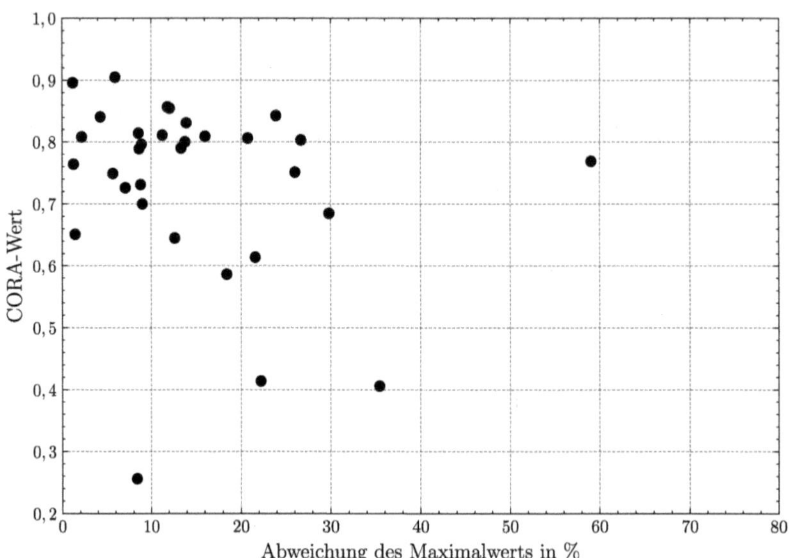

**Abbildung 3.4** Ergebnisse des FlexPLI-Datensatzes

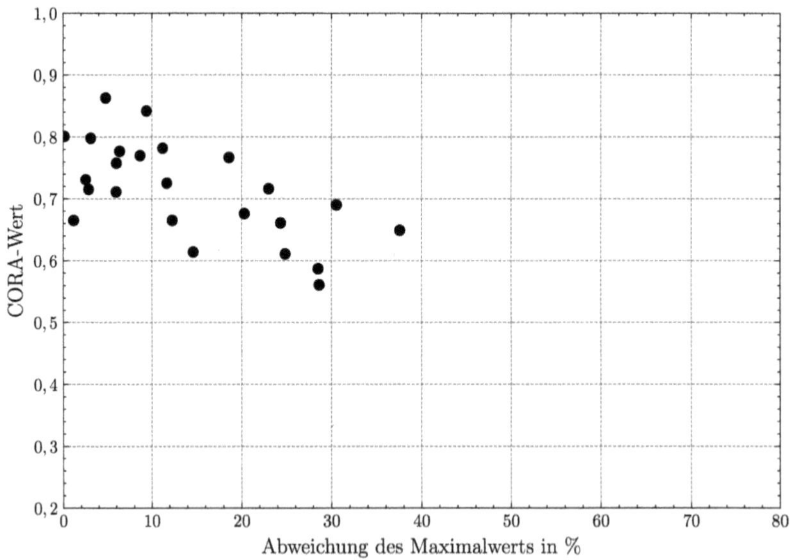

**Abbildung 3.5** Ergebnisse des aPLI-Datensatzes

## 3.4    Parametervariation

Um den Einfluss der Maximalwertabweichung innerhalb der CORA-Metrik zu erhöhen, wird eine Parametervariation durchgeführt. Wie bereits erwähnt, ist die Korridormethode von der Parametervariation nicht betroffen, da sie nicht dem angestrebten Zweck dienen würde. Bei der Kreuzkorrelationsmethode erscheint die Variation des Bewertungsverfahrens *Größe* logisch, da dieses die Ähnlichkeit der Ergebniskurven um ihre Ordinate auswertet. Zunächst wird die Parametervariation auf den Teildatensatz Y0 des aPLI-Datensatzes angewendet. Tabelle 3.1 enthält diesen Teildatensatz. Die CORA-Werte reichen von 0,65 bis 0,78. Die Maximalwertabweichung zwischen Hardwareversuch und der entsprechenden Simulation liegt für Femur 3 bis Femur 1 sowie für Tibia 2 bis Tibia 4 im ausgezeichneten Bereich (< 10 %). Die Maximalwertabweichung von Tibia 1 (24 %) liegt im mittleren Bereich. Die MCL-Ergebniskurve hat die höchste Maximalwertabweichung (38 %) innerhalb des Teildatensatzes. Durch die Änderung der Parameter für das Größe-Verfahren soll eine geringe Maximalwertabweichung belohnt und eine hohe Maximalwertabweichung bestraft werden. Die Maximalwertabweichung im mittleren Bereich soll das CORA-Rating nicht wesentlich beeinflussen. Die neuen CORA-Bewertungen sollten jedoch nicht übermäßig auf die Maximalwertabweichung eingehen, da eine geringe Maximalwertabweichung immer noch zufällig durch ungeeignete Modellierung oder Unsicherheiten entstehen kann. Abbildung 3.6 zeigt ein Radardiagramm für den Teildatensatz Y0 des aPLI-Datensatzes. Je weiter außen sich die Ecken des Achtecks befinden, desto höher ist die CORA-Bewertung.

**Tabelle 3.1**  Teildatensatz Y0 des aPLI-Datensatzes

| Position | Signal | Maximalwertabweichung in % | CORA-Wert |
| --- | --- | --- | --- |
| Y0 | Femur 3 | 1,18 | 0,67 |
| Y0 | Femur 2 | 2,86 | 0,72 |
| Y0 | Femur 1 | 6,36 | 0,78 |
| Y0 | MCL | 37,56 | 0,65 |
| Y0 | Tibia 1 | 24,36 | 0,66 |
| Y0 | Tibia 2 | 2,52 | 0,73 |
| Y0 | Tibia 3 | 8,64 | 0,77 |
| Y0 | Tibia 4 | 5,97 | 0,71 |

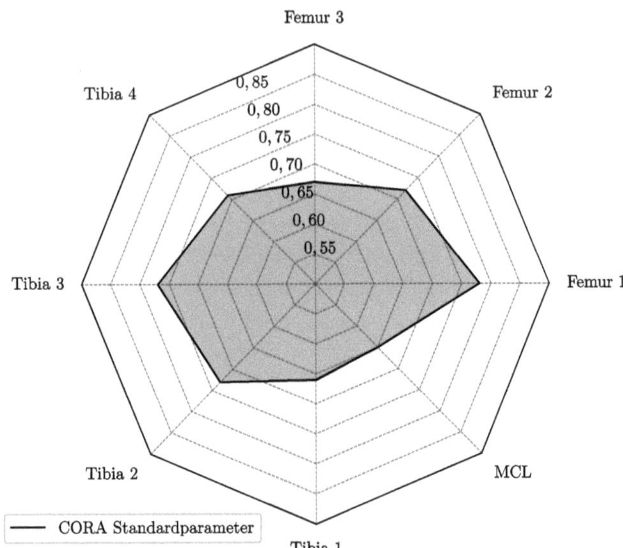


**Abbildung 3.6** Radardiagramm der CORA-Werte für Y0 des aPLI-Datensatzes

Optisch gesehen sollte die Parametervariation die MCL-Ecke mehr nach innen verschieben, die Tibia 1-Ecke sollte nicht wesentlich verschoben werden und jede andere Ecke sollte nach außen verschoben werden, um den Einfluss der Maximalwertabweichung innerhalb der neuen CORA-Bewertung darzustellen. In der folgenden Abbildung 3.7 wird der Parameter $k_G$ (Strafexponent für die Berechnung der Größe $G$ innerhalb der Kreuzkorrelationsmethode) variiert.

Ausgehend vom Standardwert $k_G = 1$ (schwarze Volllinie), führt eine Verringerung von $k_G$ zu einer ganzheitlichen Verschiebung des Diagramms nach außen (gestrichelte Linie). Im Gegensatz dazu führt eine Erhöhung von $k_G$ (gepunktete Linie und Strichpunktlinie) zu einer Verschiebung des Diagramms nach innen. Je größer die Erhöhung des Parameters, desto größer die Verschiebung nach innen. Die Variation dieses Parameters erreicht nicht das Ziel, eine niedrige Maximalwertabweichung zu belohnen und eine hohe Maximalwertabweichung zu bestrafen, da sie die CORA-Werte unabhängig vom Wert der Maximalwertabweichung entweder erhöht oder verringert.

Wie die Berechnung der Kreuzkorrelationsmethode in Abschnitt 3.1 zeigt, ist $k_G$ der einzige veränderliche Parameter innerhalb des Größe-Verfahrens. Neben $k_G$ ist nur der Gewichtungsfaktor der Größenbewertung $g_G$ innerhalb der

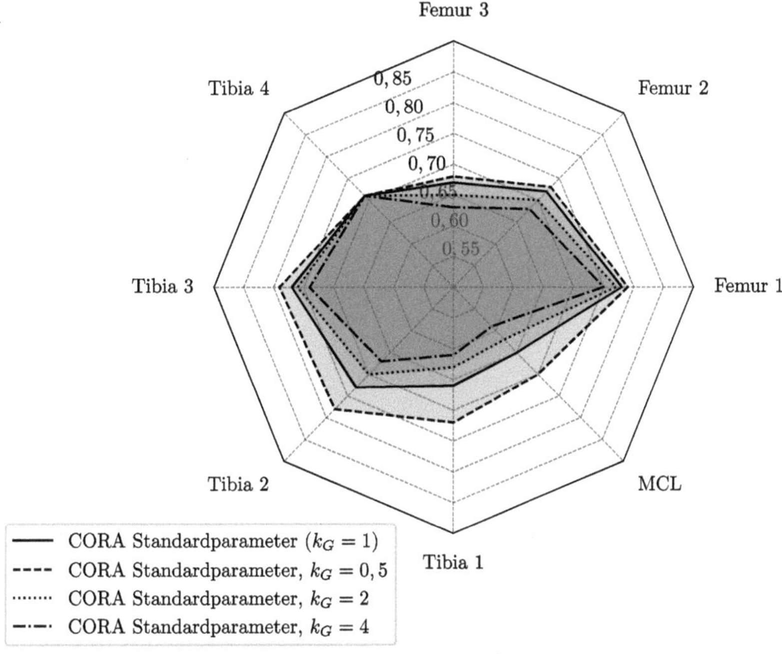


**Abbildung 3.7** Einfluss des Parameters $k_G$ auf den CORA-Wert

CORA-Gesamtbewertung veränderbar (Gleichung 3.10). Abbildung 3.8 zeigt, was eine Erhöhung des Gewichtungsfaktors $g_G$ für den CORA-Wert, im Vergleich zu den Standardparametern, bewirkt.

Um Platz für die Erhöhung von $g_G$ zu schaffen (von 0,25 auf 0,5), wird $g_V$ von 0,5 auf 0,25 (Gewichtung des Form-Verfahrens) verringert. Dies führt zu der beabsichtigten Verringerung des CORA-Wertes für die MCL-Ergebniskurve. Tibia 1 und Tibia 2 erhalten eine geringere CORA-Bewertung, während Tibia 4 erhöht wird. Hier wäre eine Verbesserung der CORA-Werte für Tibia 2 bis Tibia 4 und ein gleichbleibender Wert für Tibia 1 gewünscht. Die anderen Signale werden nicht verschoben. Daher erreicht auch diese Parametervariation nicht die gewünschte Darstellung der Maximalwertabweichung in den aktualisierten CORA-Werten.

Die letzte Parametervariation, die durchgeführt wird, ist eine Kombination aus einer Erhöhung von $g_G$ (von 0,25 auf 0,5) und einer Verringerung von $k_G$ (von 1 auf 0,5). Beide Einzelvariationen sind in Abbildung 3.7 bzw. Abbildung 3.8 zu sehen. Abbildung 3.9 zeigt die kombinierte Parametervariation von $g_G$ und $k_G$.

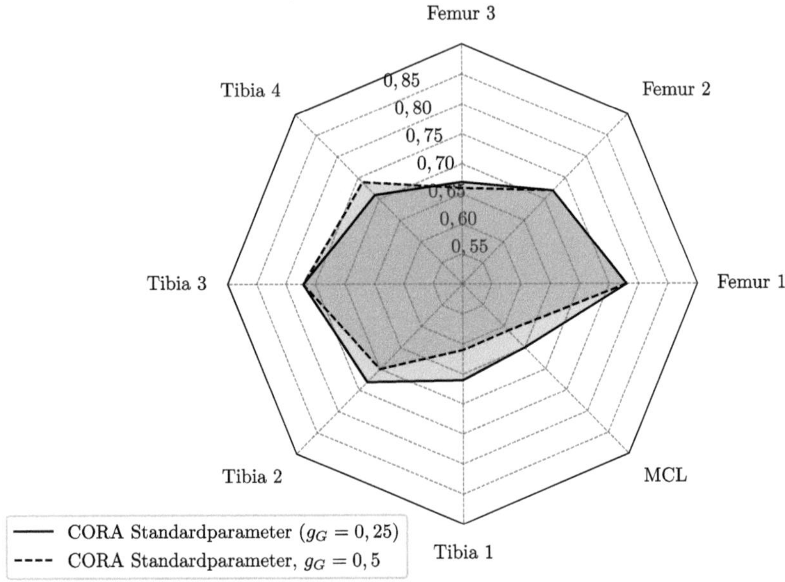


**Abbildung 3.8** Einfluss des Parameters $g_G$ auf den CORA-Wert

Durch $g_G$ wird eine partielle Abnahme der CORA-Werte erreicht und durch $k_G$ wird eine ganzheitliche Zunahme erreicht (siehe Abbildung 3.7 und 3.8). Insgesamt soll dies zu der vorab erwähnten gewünschten Berücksichtigung der Maximalwertabweichung führen. Es ist allerdings erneut keine adäquate Berücksichtigung der Maximalwertabweichung in den CORA-Werten zu erkennen (gepunktete Linie).

Eine weitere Veränderung der Parameter würde die Objektivität des Bewertungsverfahrens CORA reduzieren. Denn die Anpassung beliebiger Parameter, um die gewünschte Berücksichtigung der Maximalwertabweichung zufällig zu erreichen, ist nicht objektiv. Daher werden keine weiteren Parametervariationen untersucht.

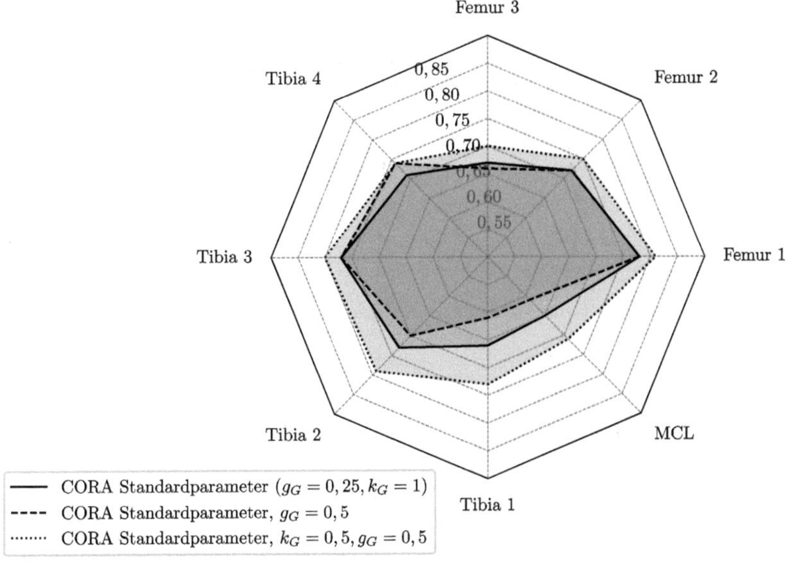


**Abbildung 3.9** Einfluss der Parameter $g_G$ und $k_G$ auf den CORA-Wert

## 3.5  Heuristischer Ansatz

Die CORA-Metrik besteht aus der Korridormethode und der Kreuzkorrelationsmethode. Das Hinzufügen eines dritten Elements, der Maximalwertabweichung, wäre eine pragmatische und zugleich objektive Lösung, um das Ziel einer angemessenen Darstellung der Maximalwertabweichung im Rahmen des CORA-Werts zu erreichen. Abbildung 3.10 zeigt die Berechnung des CORA-Werts mithilfe des heuristischen Ansatzes. Auf Basis dieses Ansatzes wird Gleichung 3.10 entsprechend zu Gleichung 3.11 erweitert. Die Maximalwertabweichung wird als separater Faktor zur ursprünglichen CORA-Metrik hinzugefügt und die resultierende Metrik wird CORA+ genannt

$$C_4 = C_3 \cdot \beta + D \cdot (1 - \beta) \quad \text{mit } \beta \leq 1. \tag{3.11}$$

$C_4$ ist der CORA+-Wert. $D$ ist die Abweichung der Maximalwerte. Die CORA+-Bewertung $C_4$ setzt sich zusammen aus dem $\beta$-fachen des CORA-Wertes $C_3$ und dem $(1 - \beta)$-fachen der Maximalwertabweichung $D$, wobei $\beta \leq 1$ ist. Die Abweichung der Maximalwerte $D$ ist in Gleichung 3.12 definiert

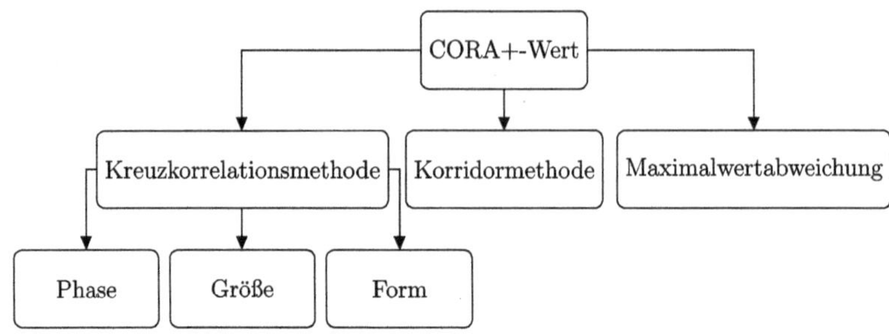


**Abbildung 3.10** Berechnungsstruktur des CORA+-Wertes

$$
D = \begin{cases} \max\left(0,\, 1 - \left|\frac{P_C - P_R}{P_R}\right|\right), & \text{wenn } 0 < P_C < 2 \cdot P_R, \\ 0, & \text{sonst.} \end{cases}
\tag{3.12}
$$

$P_R$ ist der Maximalwert der Referenzkurve (z. B. aus dem Versuch) und $P_C$ ist der Maximalwert der Vergleichskurve (z. B. aus der FEM-Simulation). $P_R \leq 0$ ist nicht definiert, da es unmöglich ist, sowohl in der Simulation als auch bei den physikalischen Tests Kurven zu erhalten, die für jeden Zeitschritt innerhalb des Bewertungsintervalls gleich Null sind. Im Fußgängerschutz wird erwartet, dass die Maximalwerte immer positive Vorzeichen haben. Nach Gleichung 3.12 sind für $D$ Werte zwischen 1 (keine Abweichung) und 0 (100 % Abweichung) möglich. Wenn $P_C$ $P_R$ um mehr als ± 100 % übersteigt, wird definiert, dass $D = 0$ ist. Durch Einsetzen von $D$ in Gleichung 3.11 sind Werte zwischen 0 und 1 für den CORA+-Wert $C_4$ möglich.

Abbildung 3.11 stellt den Einfluss der Maximalwertabweichung in der Berechnung des CORA+-Wertes entsprechend Gleichung 3.11 und Gleichung 3.12 anschaulich dar. Der Einfluss entspricht optisch einer in der FEM gängigen *Hutfunktion*. Es wird die Maximalwertabweichung $D$ variiert und ein konstanter CORA-Wert $C_3 = 0,75$ angenommen. Hierfür wird $\beta = 0,5$ verwendet, um die Maximalwertabweichung und den ursprünglichen CORA-Wert gleichwertig zu gewichten. Es ist erkennbar, dass eine nicht vorhandene Maximalwertabweichung von $D = 1$ zu einem maximalen CORA+-Wert von 0,875 führt. Eine Maximalwertabweichung von mehr als 100 %, also $D = 0$, führt zu einer CORA+-Bewertung von 0,375.

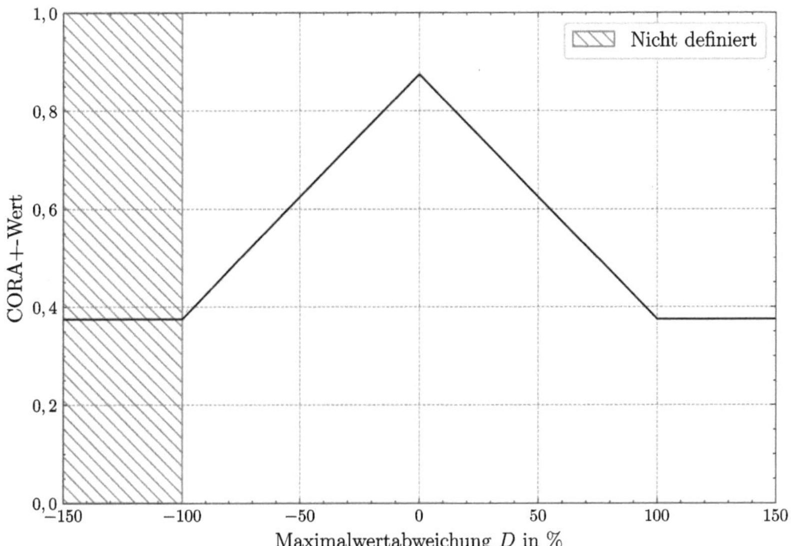


**Abbildung 3.11** Einfluss der Maximalwertabweichung $D$ auf den CORA+-Wert $C_4$ bei einem ursprünglichen CORA-Wert von $C_3 = 0,75$

Dieser Ansatz wird im Folgenden auf den Teildatensatz Y0 des aPLI-Datensatzes angewandt. Abbildung 3.12 zeigt ein Radardiagramm mit der Berechnung des CORA+-Wertes gemäß Gleichung 3.11 im Vergleich zur ursprünglichen Berechnung des CORA-Wertes gemäß Gleichung 3.10. Die CORA+-Werte für Tibia 2 bis Tibia 4 und für Femur 1 bis Femur 3 werden im Vergleich zu den CORA-Werten um 0,05 bis 0,16 erhöht. Tibia 1 wird von einem CORA-Wert von 0,66 auf einen CORA+-Wert von 0,71 erhöht. Die CORA-Bewertung des MCL wird von 0,65 zu einer 0,64 CORA+-Bewertung gesenkt. Insgesamt wird das Ziel, geringe Maximalwertabweichung zu belohnen und hohe Maximalwertabweichung zu bestrafen, durch den heuristischen Ansatz von CORA+ erreicht.

Die Auswirkungen der CORA+-Metrik auf die vollständigen aPLI- und FlexPLI-Datensätze im Vergleich zur regulären CORA-Metrik sind in Abbildung 3.13 bzw. Abbildung 3.14 dargestellt. Die Streuung der CORA+-Datenpunkte (grau) ist geringer als die Streuung der CORA-Datenpunkte (schwarz). (CORA+-$R^2$ = 0,52; CORA-$R^2$ = 0,04) Ausreißer mit hoher Maximalwertabweichung erhalten wie gewünscht niedrigere CORA+-Werte. Gleichzeitig erhalten Ausreißer mit niedrigen CORA-Werten, aber geringer Maximalwertabweichung, auch höhere CORA+-

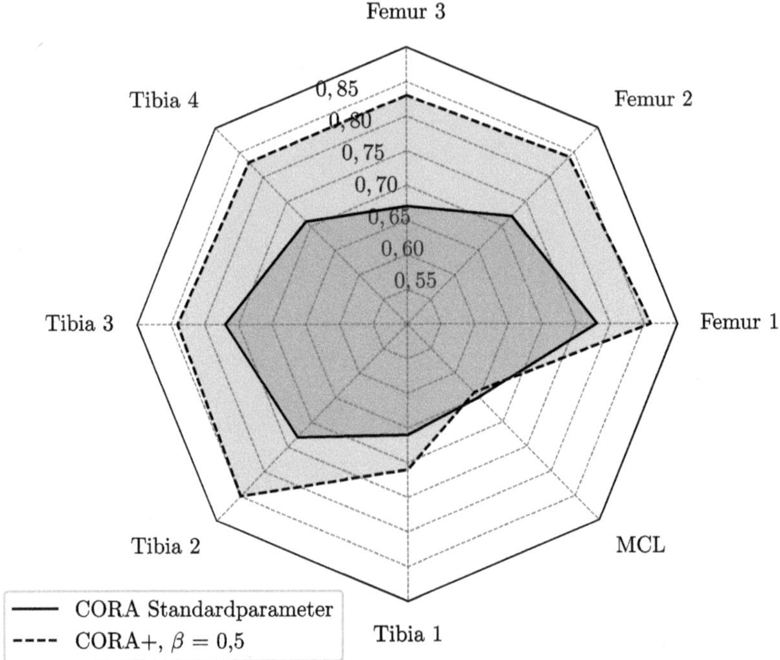


**Abbildung 3.12** Vergleich zwischen CORA und CORA+ für die Testposition Y0 des aPLI-Datensatzes

Werte. Allerdings überschreiten diese Ausreißer nicht den CORA+-Wert von 0,6. Die CORA+-Bewertung verwandelt also eine mäßige Kurvenkorrelation nicht in eine ausgezeichnete, nur weil sie eine geringe Maximalwertabweichung aufweist. Auch hier ist die Streuung der CORA+-Datenpunkte (grau) geringer als die Streuung der CORA-Datenpunkte (schwarz). ($R^2$ von CORA+ = 0,87; $R^2$ von CORA = 0,41) Insgesamt sind die CORA+-Werte höher als die CORA-Werte. Dies ist auf einen Datensatz ohne große Ausreißer und eine relativ geringe Maximalwertabweichung über alle Signale hinweg zurückzuführen. Die Verwendung valider Simulationsmodelle[5] führt insgesamt zu einer erwarteten Erhöhung der Werte.

---

[5] Die Simulationsmodelle entsprechen dem Stand der Technik für Fahrzeugentwicklungen im Fußgängerschutz, die auf jahrzentelange Erfahrung zurückgreifen.

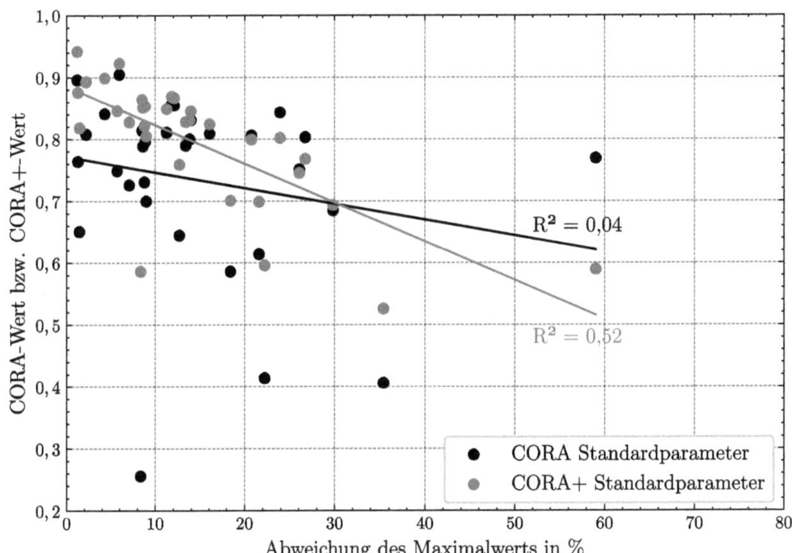


**Abbildung 3.13** Auswirkung von CORA+ auf den FlexPLI-Datensatz im Vergleich zum ursprünglichen CORA

## 3.6 Bestimmung des Gewichtungsfaktors $\beta$

Der heuristische Ansatz im vorherigen Abschnitt wurde mit einem Gewichtungskoeffizienten $\beta = 0,5$ durchgeführt. Sowohl der ursprüngliche CORA-Wert $C_3$ als auch die Maximalwertabweichung $D$ wurden gleichwertig gewichtet.

In diesem Abschnitt wird der Einfluss des Gewichtungskoeffizienten $\beta$ sowohl für den FlexPLI- als auch für den aPLI-Datensatz untersucht. Für beide Datensätze wird eine ausgewogene Korrelation zwischen CORA und der Maximalwertabweichung innerhalb von CORA+ angestrebt (im Gegensatz zu einer ausgewogenen Gewichtung ist eine ausgewogene Korrelation gewünscht). Eine ausgewogene Korrelation ermöglicht die Verwendung von CORA+ als einen einzigen Parameter in zukünftigen Anwendungen, um beide Einflüsse (CORA und Maximalwertabweichung) gleichmäßig zu vereinen. Hierdurch wird außerdem untersucht, ob $\beta = 0,5$ eine sinnvolle Annahme ist.

Abbildung 3.15 zeigt die Korrelation zwischen der Maximalwertabweichung und den CORA+-Werten sowie die Korrelation zwischen den CORA-Werten und den CORA+-Werten für den FlexPLI-Datensatz. Der Gewichtungskoeffizient $\beta$

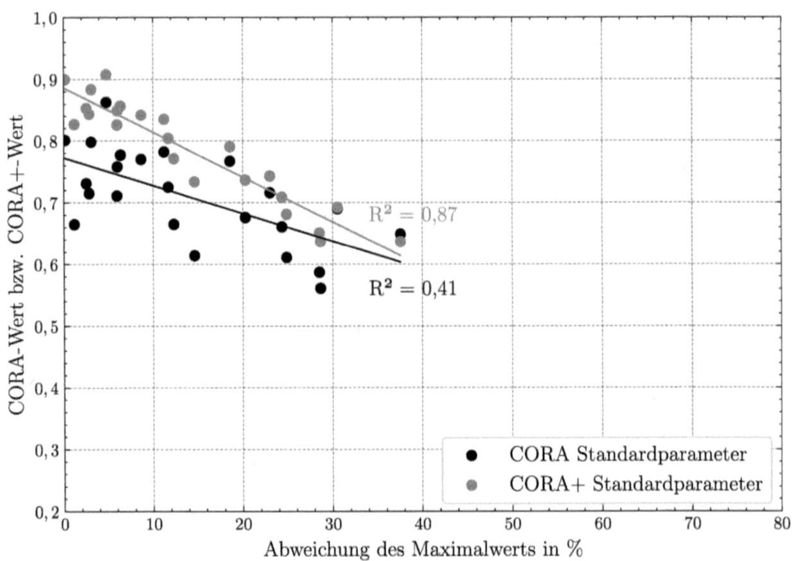


**Abbildung 3.14** Auswirkung von CORA+ auf den aPLI-Datensatz im Vergleich zum ursprünglichen CORA

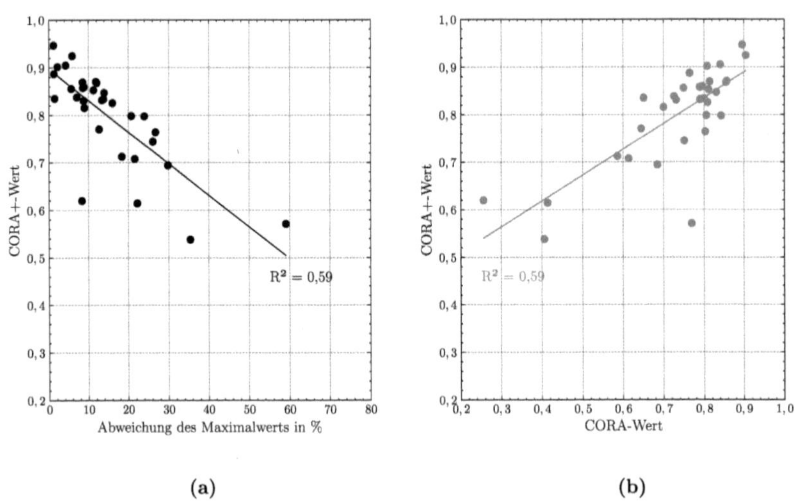


**Abbildung 3.15** CORA+-Wert in Abhängigkeit der Abweichung des Maximalwerts (a) und CORA+-Wert in Abhängigkeit des CORA-Wertes (b) für den FlexPLI-Datensatz

wird schrittweise angepasst, um ein gleiches, maximales Bestimmtheitsmaß ($R^2$) für beide Einflüsse innerhalb des FlexPLI-Datensatzes zu erreichen. Dieser gleiche, maximale $R^2$-Wert (0,59) wird mit dem Gewichtungskoeffizienten $\beta = 0,45$ erreicht. Für diesen Datensatz ist also eine geringfügig stärkere Gewichtung der Maximalwertabweichung $D$ notwendig, um beide Einflüsse gleichermaßen im CORA+-Wert abzubilden.

Abbildung 3.16 zeigt die Korrelation zwischen der Maximalwertabweichung und den CORA+-Werten sowie die Korrelation zwischen den CORA-Werten und den CORA+-Werten innerhalb des aPLI-Datensatzes. Der Gewichtungskoeffizient $\beta$ wird ebenfalls schrittweise angepasst, um ein maximales, gleiches Bestimmtheitsmaß ($R^2$) für beide Einflüsse zu erreichen. Dieser gleiche, maximale $R^2$-Wert (0,82) wird mit dem Gewichtungskoeffizienten $\beta = 0,57$ erreicht. Für diesen Datensatz ist also eine stärkere Gewichtung des CORA-Wertes notwendig, um beide Einflüsse gleichermaßen im CORA+-Wert abzubilden.

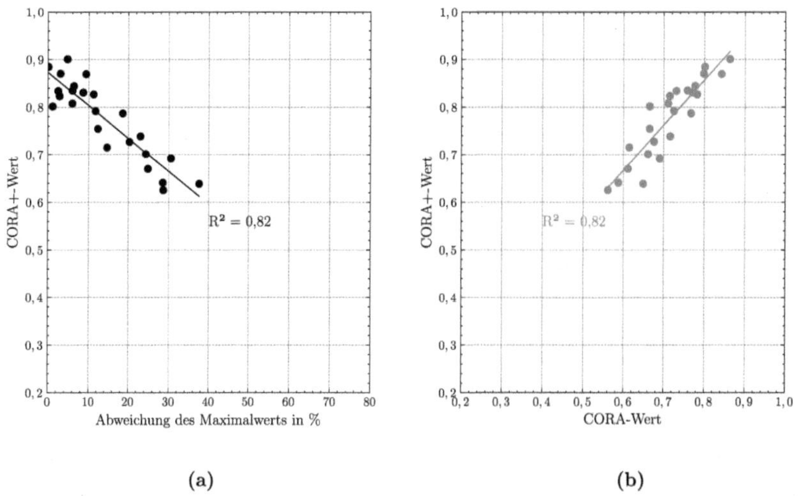


**Abbildung 3.16** CORA+-Wert in Abhängigkeit der Abweichung des Maximalwerts (a) und CORA+-Wert in Abhängigkeit des CORA-Wertes (b) für den aPLI-Datensatz

Abbildung 3.17 zeigt das Ergebnis mit dem optimierten Gewichtungskoeffizienten $\beta = 0,57$ im Vergleich zum ursprünglichen CORA-Wert und im Vergleich zu CORA+ mit dem Gewichtungskoeffizienten $\beta = 0,5$ für Y0 des aPLI-Datensatzes. Die CORA+-Kurve mit optimiertem Gewichtungskoeffizienten

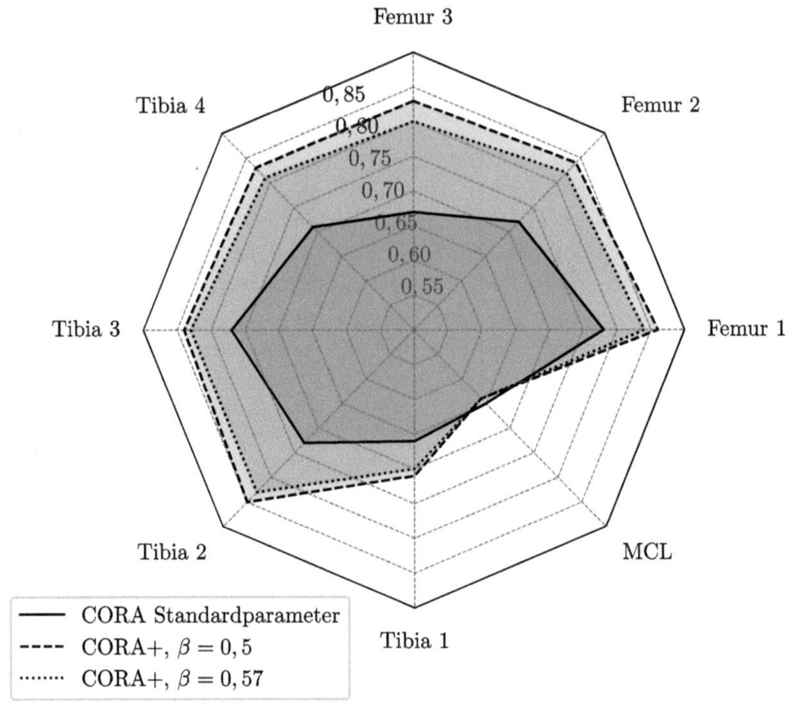


**Abbildung 3.17** Vergleich zwischen CORA und CORA+ mit variiertem Gewichtungskoeffizienten $\beta$ für die Testposition Y0 des aPLI-Datensatzes

$\beta$ (schwarz gepunktete Linie) zeigt eine geringfügig niedrigere Aufwertung der Signale mit geringer Maximalwertabweichung Tibia 2 bis Tibia 4 und Femur 1 bis Femur 3 im Vergleich zum Gewichtungskoeffizienten $\beta = 0, 5$ (schwarz gestrichelte Linie). Die Punktzahl für das MCL wird durch den aktualisierten Gewichtungskoeffizienten $\beta = 0, 57$ im Vergleich zu $\beta = 0, 5$ nicht beeinflusst. Die Punktzahl für Tibia 1 wird um 0,05 mit $\beta = 0, 5$ und um 0,04 mit $\beta = 0, 57$ erhöht. Insgesamt führt die Optimierung zu einer verbesserten Korrelation im Vergleich zum ursprünglichen Gewichtungskoeffizienten von $\beta = 0, 5$. Verglichen mit dem ursprünglichen Gewichtungskoeffizienten $\beta = 0, 5$ (schwarz gestrichelte Linie) ist die Aufwertung für eine geringe Maximalwertabweichung niedriger (Tibia 2 bis Tibia 4 und Femur 1 bis Femur 3), die Aufwertung für eine mittlere Maximalwertabweichung ebenso niedriger (Tibia 1) und die Strafe für eine hohe Maximalwertabweichung unbeeinflusst (MCL).

## 3.7 Zusammenfassung und Diskussion

In diesem Kapitel wird die Berücksichtigung von Maximalwerten innerhalb der CORA-Metrik analysiert. Die Maximalwerte haben eine außerordentliche Bedeutung im FGS, da sie über das Bestehen der Freigabeversuche entscheiden. Die Ergebnisse zeigen, dass die Maximalwerte durch die Verwendung der Standardparameter nicht angemessen dargestellt werden. Es wird untersucht, ob die Parameter der CORA-Metrik angepasst werden können, um eine angemessene Darstellung der Maximalwerte zu erreichen. Dabei erscheinen nur zwei Parameter ($k_G$ und $g_G$) sinnvoll, da sie im Rahmen der Kreuzkorrelationsmethode die Bewertung der Ähnlichkeit der Ergebniskurven um ihre Ordinate beeinflussen. Eine Veränderung der Parameter der Korridormethode erscheint nicht sinnvoll, da eine Phasenverschiebung zu einer verzerrten Bewertung innerhalb der Korridormethode führt. Die durchgeführte Parametervariation führt für den Teildatensatz Y0 der aPLI-Daten nicht zum gewünschten Ergebnis, eine geringe Maximalwertabweichung zu belohnen und eine hohe Maximalwertabweichung zu bestrafen. Sie erhöht oder vermindert die Bewertung jedes Signals ganzheitlich. Eine kombinierte Parametervariation ist ebenfalls nicht zielführend. Unabhängig von der Parameteranpassung wertet die CORA-Metrik immer die gesamte Kurve global aus. Der Maximalwert einer Kurve ist ein sehr lokales Element. Es ist eine logische Konsequenz, dass eine Parametervariation nicht in der Lage ist, lokale Phänomene (Maximalwertabweichung) zu bewerten und trotzdem die Kurve als Ganzes zu betrachten. Sie ist dafür nicht ausgelegt.

Daher wird ein heuristischer Ansatz vorgeschlagen. Die Maximalwertabweichung wird als separater Faktor zur ursprünglichen CORA-Metrik hinzugefügt und die resultierende Metrik wird CORA+ genannt. Die Ergebnisse der Untersuchung zeigen insgesamt, dass die Streuung in CORA+-Maximalwertabweichungs-Diagrammen im Vergleich zu CORA-Maximalwertabweichungs-Diagrammen für beide Beinimpaktoren deutlich reduziert werden kann. Mit CORA+ wird eine einzige Kennzahl erreicht, die sowohl die Form der gesamten Kurve (durch CORA) als auch die Maximalwertabweichung berücksichtigt. Insgesamt sind die CORA+-Bewertungen beider Datensätze höher als ihre CORA-Bewertungen. Dies ist darauf zurückzuführen, dass beide Datensätze auf bereits validen Simulationsmodellen beruhen. Daher ist ein Anstieg zu erwarten.

Auf dieser Untersuchung aufbauend, können weitere Forschungsarbeiten durchgeführt werden. Eine Erweiterung der Datensätze durch die Analyse von weiteren Fahrzeugen aus verschiedenen Fahrzeugklassen würde zu einer klareren Bestimmung des Gewichtungskoeffizientens $\beta$ für die Maximalwertabweichung führen.

# Sensitivitätsbasierte Modellaktualisierung  4

In diesem Kapitel wird eine Methode entwickelt, die die Simulation eines aPLI-Anpralls auf eine Fahrzeugfront an den entsprechenden Versuch angleicht. Diese Technik ist in einem Neufahrzeugprojekt erst verwendbar, sobald ein Gesamtfahrzeugversuch (als Basis für den Angleich) durchgeführt worden ist, d. h. nach etwa der Hälfte der Entwicklungszeit, vgl. Abbildung 1.3. Mittels dieses Vorgehens können Unsicherheiten im Simulationsmodell zunächst identifiziert und anschließend durch sinnvolle Anpassungen reduziert werden. Designänderungen und -optimierungen, die im weiteren Verlauf des Entwicklungsprozesses durchgeführt werden, können von der reduzierten Unsicherheit profitieren, indem zutreffendere Simulationsergebnisse erzeugt werden. Durch genauere Simulationsergebnisse können Einflüsse von Designparametern präziser abgeschätzt werden. Bauteilmodifikationen, die auf den einflussreichen Designparametern basieren, können damit in den Fahrzeugprototypen integriert werden und benötigen eine geringere Anzahl an Validierungsversuchen, um ihre Effektivität zu bestätigen. Die dargestellte Methode offenbart ein beträchtliches Potenzial hinsichtlich der Reduzierung kosten- und ressourcenintensiver Hardwaretests sowie des damit einhergehenden Entwicklungszeitraums. Im Rahmen dieser Arbeit dient die Methode des Simulationsangleichs als Grundlage, um weitere Untersuchungen auf einem möglichst validen Simulationsmodell

---

[1]Sinnvolle Anpassungen umfassen beispielsweise Materialparameter, die starker Streuung unterliegen (z. B. E-Moduli von Kunststoffbauteilen durch Temperatureinflüsse im Fertigungsprozess).

---

**Ergänzende Information**  Die elektronische Version dieses Kapitels enthält Zusatzmaterial, auf das über folgenden Link zugegriffen werden kann https://doi.org/10.1007/978-3-658-50952-1_4.



D. Isemann, *Zur Auslegung von Fahrzeugfronten im Fußgängerschutz mit dem advanced Pedestrian Legform Impactor (aPLI)*, AutoUni – Schriftenreihe 184, https://doi.org/10.1007/978-3-658-50952-1_4

aufzubauen. Die Methodik und Ergebnisse in diesem Kapitel basieren überwiegend auf der Veröffentlichung [45].

Im vorherigen Kapitel 3 wurde die objektive Bewertungsmethode CORA+ für den FGS-Beinanprall entwickelt. Mithilfe von CORA+ kann objektiv bewertet werden, wie gut eine Simulation den entsprechenden Versuch abbildet. In diesem Kapitel wird die Methode des Simulationsangleichs anhand eines Kompaktwagens entwickelt. Um dennoch eine möglichst breite Vielfalt an Impaktorkinematiken zu berücksichtigen, wird die Methode zusätzlich auf einen SUV angewendet, was in Anhang B dargestellt ist. Darüber hinaus werden damit designtechnisch möglichst unterschiedliche Fahrzeugfrontbauteile analysiert, die mögliche Unsicherheiten verantworten. Tabelle 4.1 zeigt eine Statusaufnahme beider Fahrzeuge an Testposition Y0 mittels CORA+.

Aus Tabelle 4.1 geht hervor, dass beide Simulationsmodelle verbesserungswürdige[2] Ergebniskurven besitzen (Kompaktwagen: CORA+-MCL = 0,64 und CORA+-Tibia 1 = 0,70; SUV: CORA+-Femur 3 = 0,47 und CORA+-Femur 2 = 0,45). Grundsätzlich kann die Ursache für die verbesserungswürdigen Ergebniskurven am Unterschied zwischen realer Fahrzeugfront und Fahrzeugfront in der Simulation oder am Unterschied zwischen realem Impaktor und Simulationsimpaktor liegen. Die Verortung der verbesserungswürdigen Ergebniskurven gibt außerdem nicht zwangsläufig Aufschluss über die ungenauen Regionen am Fahrzeug. So kann beispielsweise die Steifigkeit des unteren Querträgers (unteres Ende der Fahrzeugfront) großen Einfluss auf die Femur Biegemomente haben (oberes Ende des Impaktors) [18].

Um einen möglichst klaren Zusammenhang zwischen Unsicherheit und dem verantwortlichen Bauteil bzw. Bereich der Fahrzeugfront zu ermitteln, wird der Angleich nicht auf Basis der Ergebniskurven im aPLI ermittelt, sondern ein optisches Messverfahren verwendet. Hierdurch wird die Kinematik des Versuchsimpaktors mit der Kinematik des Simulationsimpaktors abgeglichen. Es wird angenommen, dass bei identischer Impaktorkinematik (Versuch ggü. Simulation) auch die Ergebniskurven identisch sein müssen. Hierfür wird die dreidimensionale photogrammetrische Auswertung synchron aufgenommener Bildsequenzen mittels Punktvervolgungsverfahren verwendet. Diese Technik findet in verschiedenen Bereichen der Fahrzeugsicherheit Anwendung. Wellkamp [133] nutzt dieses Verfahren zur Verbesserung der Prognosegüte von Crashbox-Simulationsmodellen im Low-Speed-Crash und zur Verbesserung der

---

[2] Kurven mit CORA-Werten $> 0,7$ werden in der Literatur als gut bezeichnet – Kurven mit geringeren Bewertungen werden deshalb im Rahmen der Arbeit als verbesserungswürdig betrachtet.

**Tabelle 4.1** CORA+-Werte an Testposition Y0 für den Kompaktwagen und den SUV

| Position | Signal | CORA+-Wert Kompaktwagen | CORA+-Wert SUV |
|---|---|---|---|
| Y0 | Femur 3 | 0,80 | **0,47** |
| Y0 | Femur 2 | 0,82 | **0,45** |
| Y0 | Femur 1 | 0,84 | 0,80 |
| Y0 | MCL | **0,64** | 0,89 |
| Y0 | Tibia 1 | **0,70** | 0,86 |
| Y0 | Tibia 2 | 0,83 | 0,86 |
| Y0 | Tibia 3 | 0,83 | 0,82 |
| Y0 | Tibia 4 | 0,81 | 0,76 |

Prognosegüte von Simulationsmodellen umfangreicherer Karosseriestrukturen bei höheren Geschwindigkeiten. Im Fußgängerschutz nutzen Putze et al. [106] sowie Raguse und Luhmann [109] das Verfahren sowohl zur Analyse der Anflugphase als auch zur Untersuchung des Auftreffverhaltens des Beinimpaktors. Mithilfe dieses Verfahrens können die Verschiebungen der auf dem Impaktor aufgebrachten Punktemarken aufgezeichnet und mit den entsprechenden Knotenverschiebungen im Simulationsmodell verglichen werden. Abbildung 4.1 zeigt den aPLI mit den aufgebrachten Punktemarken in der Anflugphase auf die Fahrzeugfront des Kompaktwagens.

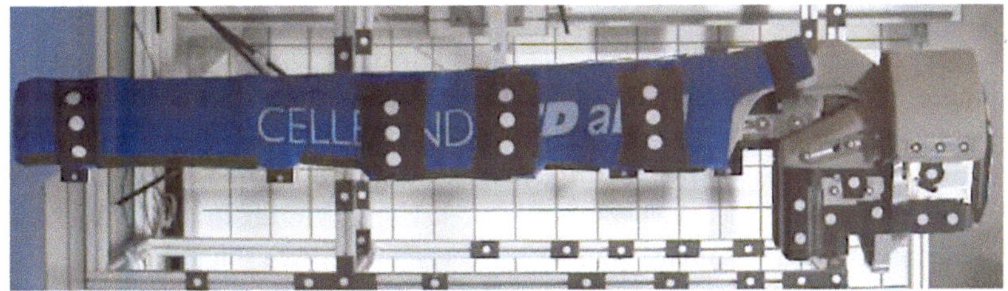


**Abbildung 4.1** Beinimpaktor aPLI mit Punktemarken (Abbildung um 90° gedreht)

Die Forschungsfragen für die nachfolgende Untersuchung lauten:

- Ist mithilfe der Auswertung von synchronen Bildsequenzen mittels Punktverfolgungsverfahren ein Angleich der Kinematik des Simulationsimpaktors an den Versuchsimpaktor möglich?
- Welche Bauteile bzw. Regionen am Fahrzeugmodell sind für die kinematischen Unterschiede verantwortlich?
- Welche Genauigkeit bzw. Prognosegüte des Simulationsmodells ist durch den Angleich erzielbar?
- Bedeutet ein kinematisch optimiertes Simulationsmodell auch eine verbesserte Übereinstimmung der Ergebniskurven am aPLI?

## 4.1    Auswertung von synchronen Bildsequenzen mittels Punktverfolgungsverfahren

Zunächst werden für die Ermittlung der dynamischen, lageabhängigen Verschiebungen im Gesamtfahrzeugversuch die erforderlichen Punktemarken auf dem Beinimpaktor angebracht. Die Mittelpunkt-Koordinaten der Punktemarken werden in einer statischen Vorvermessung ermittelt. Hierauf aufbauend kann anschließend die räumliche Zuordnung im Simulationsmodell durchgeführt und die Versuchsauswertung vorgenommen werden. Die Vermessung während des Versuchs erfolgt mittels photogrammetrischer Systeme [108]. Bei den eingesetzten Kameras handelt es sich um digitale, hochauflösende Hochgeschwindigkeitskameras, die mit einer Bildrate von 1000 Bildern pro Sekunde arbeiten. Zusätzlich ist es notwendig, dass die Kameras die Einzelbilder synchron aufnehmen.

Grundsätzlich werden die Koordinaten der Punktemarken für jede Bildsequenz mithilfe von Methoden der Nahbereichsphotogrammetrie im ortsfesten Beobachter-Koordinatensystem ermittelt. Die Methoden bestehen aus einer Kombination von räumlichem Vorwärts- und Rückwärtsschnitt. Mittels räumlichem Rückwärtsschnitt werden die Positionen der Hochgeschwindigkeitskameras im ortsfesten Beobachter-Koordinatensystem bestimmt. Hierbei werden Punktemarken innerhalb der Versuchsanlage als Referenz verwendet. Die Koordinaten der Punktemarken auf dem Beinimpaktor werden anschließend mit den nun bekannten Kamerstandorten über einen räumlichen Vorwärtsschnitt berechnet.

Insgesamt können die Ergebnisse der Bildsequenzauswertung aufbereitet werden, sodass eine direkte Überlagerung der Simulations- und Versuchsfilme möglich ist. Raguse [107] zeigt dies für einen Hochgeschwindigkeits-Crashversuch. Hierbei ist zu beachten, dass in einer exakten Auswertung der Bildsequenzen eventuelle

Asynchronität zwischen den Kameras, unterschiedliche Koordinatensysteme zwischen Versuch und Simulation und die inneren und äußeren Parameter der Kameras berücksichtigt werden. Abbildung 4.2 zeigt die Simulation, den Versuch und die Überlagerung der Punktemarken aus dem Versuch im Simulationsmodell exemplarisch für den aPLI-Anprall an Testposition Y0 des Kompaktwagens.

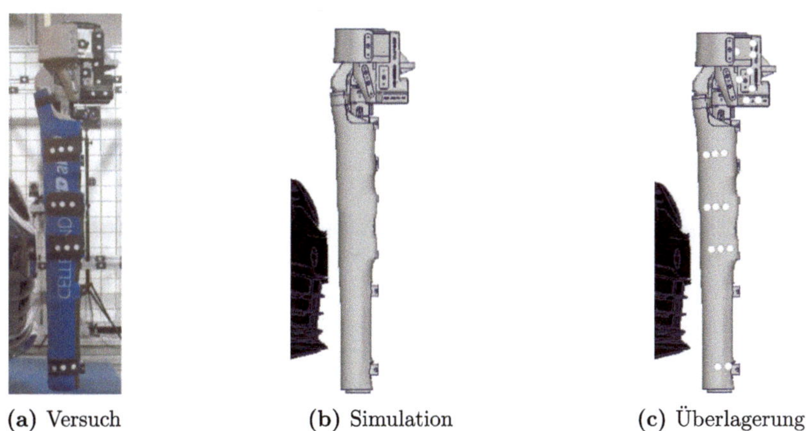

(a) Versuch                    (b) Simulation                    (c) Überlagerung

**Abbildung 4.2** Vergleich des aPLI-Gesamtfahrzeugversuchs (a) mit der Simulation (b) und Überlagerung der Bildsequenzen der Punktemarken mit der Simulation (c)

## 4.2   Finite Elemente Modell Update

Zum Angleich des Simulationsmodells an den Versuch wird die Methode des Finite Elemente Modell Updates (FEMU) verwendet. Obwohl die Definition von FEMU in der Literatur nicht einheitlich ist, wird über verschiedene Anwendungsgebiete hinweg ein ähnliches Ziel verfolgt: Die Aktualisierung des Modells auf Grundlage der Versuchsergebnisse, um das tatsächliche Strukturverhalten numerisch abzubilden [28, 87, 94, 116]. Für die Anwendung innerhalb dieses Kapitels ist die Zielsetzung von Friswell und Mottershead [32] treffend: *FE-Modellaktualisierung ist der Prozess, durch den sich die Antwort eines FE-Modells allmählich der Antwort der realen Struktur annähert, indem die physikalischen Parameter schrittweise aktualisiert werden.*

## 4.2.1  Theoretischer Hintergrund

Bevor mit der Anwendung des Verfahrens begonnen werden kann, werden einige wichtige Begriffe erklärt und definiert. Zu diesen Begriffen gehören das Modell, die Modellklasse, die Messdaten und die Modellaktualisierung. Im Folgenden werden diese mathematisch beschrieben. Die Erklärungen und Definitionen sind möglichst generell gehalten, um die Adaption auf andere Problemstellungen zu erleichtern. Sie orientieren sich an der Darstellung von Ereiz et al. [28], die eine umfassende Übersicht über den Einsatz von FEMU in strukturmechanischen Anwendungen bieten.

Die experimentellen Datensätze $\tilde{\mathcal{M}}$ sind Vektoren, die aus den Ausgangsgrößen des Versuchs bestehen. In der Literatur sind dies meist Eigenfrequenzen oder Eigenformen, in diesem Kapitel sind es die Verschiebungen der Punktemarken. Allgemein lässt sich das Simulationsmodell als Eingangs-Ausgangs-Funktion beschreiben. Hierbei werden die Struktureigenschaften als Eingangsgrößen und die Ergebnisse der FEM-Simulation als Ausgangsgrößen bezeichnet. Die Eingangsgrößen berücksichtigen die strukturellen Modellparameter $\theta$, während die Ausgangsgrößen $\mathbf{z}$ als die Ausgabe der Verschiebungen der Punktmarken aufgrund eines beliebigen Eingangsvektors $\mathbf{x_e}$ definiert sind. Gleichung 4.1 beschreibt den Zusammenhang von Eingangs- und Ausgangsgrößen

$$\mathbf{z} = \mathbf{M_0}(\mathbf{x_e}, \theta). \tag{4.1}$$

$\mathbf{M_0}$ ist der Modelloperator, der das Eingangs-Ausgangs-Verhalten verbindet. Im FEMU-Prozess für die vorliegende Anwendung wird lediglich mit den Ergebnissen der Ausgangsgrößen gearbeitet. Die Eingangsgrößen sind durch die Testprotokolle von Gesetzgeber- bzw. Verbraucherschutzseite festgelegt und werden nicht variiert. Die Ausgangsgrößen können deshalb als unabhängig von $\mathbf{x_e}$ betrachtet werden. Gleichung 4.1 kann folgendermaßen umgeschrieben werden

$$\mathbf{z} = \mathbf{M_0}(\theta). \tag{4.2}$$

Die strukturellen Modellparameter $\theta$ repräsentieren eine Klasse von Modellen $\mathcal{M}_M$ und erstrecken sich über eine Teilmenge $\mathbf{P_M}$, die den Modellparameterraum darstellt. Ein Modell innerhalb der Klasse von Modellen wird folgendermaßen definiert

$$\mathcal{M}_M = \mathcal{M}_M(\theta) | \theta \in \mathbf{P_M}. \tag{4.3}$$

Hierbei bildet jedes Modell innerhalb der Klasse der Modelle den Modellparameterraum $\mathbf{P_M}$ auf den Modellausgangsraum $\mathbf{P_O}$ ab. Abschließend ist die Modellaktualisierung als iterativer Prozess der Parameterabschätzung der Modellklasse definiert. Der Vektor der Modellunsicherheit $\epsilon$ und der Vektor der Versuchsunsicherheit (z. B. Messungenauigkeit) $\mu$ können als Additionen berücksichtigt werden. Hierdurch ergibt sich für die experimentellen Datensätze $\tilde{\mathcal{M}}$ die folgende Beschreibung

$$\tilde{\mathcal{M}} = \mathbf{M_0}(\theta) + \epsilon + \mu. \tag{4.4}$$

Für die optimalen strukturellen Modellparameter $\theta_{opt}$ entspricht der Ausgang von $\mathbf{M_0}(\theta_{opt})$ einem Modell $\mathcal{M}_M(\theta_{opt})$ für die experimentellen Datensätze $\tilde{\mathcal{M}}$. In praktischen Ingenieursanwendungen, wie auch in der vorliegenden Arbeit, wird das Modellaktualisierungsproblem in ein Optimierungsproblem transformiert [28, 87, 94, 116]. Hierzu wird eine Zielfunktion eingeführt, die den Unterschied zwischen Simulationsdatensätzen und experimentellen Datensätzen als Residuen beschreibt. Dadurch, dass im vorliegenden Kapitel nicht eine Punktemarkenverschiebung sondern mehrere (bzw. alle) verbessert werden sollen, werden entsprechend mehrere Zielfunktionen definiert. Diese beschreiben den Unterschied zwischen den Knotenverschiebung am aPLI im Simulationsmodell (die den Punktemarken entsprechen) im Vergleich zu den Verschiebungen der Punktemarken im Versuch. Dieser Unterschied wird im Rahmen der Arbeit durch das CORA-Verfahren quantifiziert[3]. Das Ziel dieses Ansatzes ist es, die Zielfunktionen zu maximieren bzw. die Residuen (Differenz der CORA-Werte zur optimalen Bewertung = 1) zu minimieren. Für dieses Optimierungsproblem wird der MOPSO-Algorithmus verwendet, vgl. Algorithmus 2.3. Hierbei können Konflikte zwischen den Zielfunktionen auftreten. Daher wird die Technik der Nutzwertanalyse verwendet, um die einzelnen Zielfunktionen zu gewichten (Zielfunktionen, die verbesserungswürdig sind, werden stärker gewichtet). Dies ermöglicht die Ermittlung einer optimalen Lösung $\theta_{opt}$ innerhalb der Pareto-Front des Optimierungsergebnisses.

---

[3] CORA+ wird bei den Verletzungskriterien bevorzugt. Die Maximalwerte der Verschiebungen liegen für die Punktemarken häufig am Ende des Auswerteintervalls, wo der Anprall des aPLI schon abgeschlossen ist. Die Maximalwerte geben hier also keinen besonderen Aufschluss über die Prognosegüte des Modells und werden deshalb nicht explizit berücksichtigt. Deshalb wird an dieser Stelle CORA anstatt CORA+ verwendet.

## 4.2.2   Vorgehen

Die Auswahl der strukturellen Modellparameter $\theta$ zur Parameteraktualisierung des Modells $\mathbf{M_0}(\theta)$ ist ein nicht-trivialer Prozess. Hierfür ist tiefgehendes technisches Verständnis notwendig, um Parameter auszuwählen, die die Unsicherheiten möglichst breit abbilden [94]. Friswell und Mottershead [32] zeigen drei Regeln zur Parameteridentifikation auf, um einerseits die Genauigkeit und Zuverlässigkeit des Modells zu gewähren sowie andererseits eine wirksame Modellaktualisierung zu erreichen.

- Um schlecht konditionierte Optimierungen zu vermeiden, sollte eine möglichst begrenzte Anzahl an Parametern $\theta$ für die Modellaktualisierung ausgewählt werden.
- Die Modellunsicherheiten $\epsilon$ sollten durch die aktualisierten Modellparameter verbessert werden.
- Die Ausgangsgrößen des Modells müssen sensitiv auf die aktualisierten Modellparameter reagieren.

Um diese Regeln möglichst ganzheitlich zu berücksichtigen, wird der Optimierung eine Sensitvitätsanalyse vorangestellt. Abbildung 4.3 zeigt das Flussdiagramm für die sensitivitätsbasierte Modellaktualisierung im Rahmen dieses Kapitels.

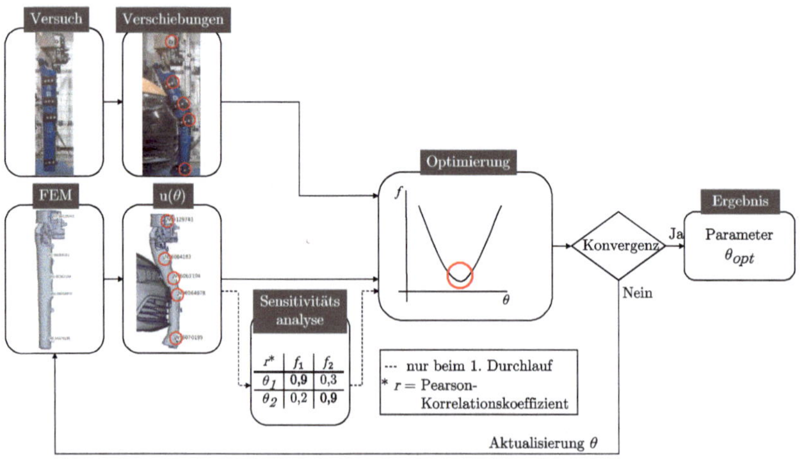


**Abbildung 4.3**  Flussdiagramm der sensitivitätsbasierten Modellaktualisierung

## 4.3 Ergebnisse

Die einzelnen Schritte der sensitivitätsbasierten Modellaktualisierung, siehe Abbildung 4.3, werden mithilfe der Software Optimus 2022.1 von Noesis Solutions durchgeführt. Abbildung 4.4 zeigt eine Übersicht zu den gemessenen Signalen mittels 3D-Filmverfolgung für die Testposition Y0 am Kompaktwagen. Die Analyse des SUVs erfolgt in Anhang B. Die Benennung der Messignale erfolgt anhand der Position der entsprechenden Punktemarke am Impaktor und der jeweils letzte Buchstabe signalisiert die Richtung der gemessenen Verschiebung. So steht SUBX[4] für die Verschiebung der Punktemarke an der vereinfachten Oberkörpermasse in x-Richtung, FUZ[5] gibt die Verschiebung der Punktemarke am proximalen Ende des Femurs in z-Richtung an und TLX[6] gibt die Verschiebung der Punktemarke am distalen Ende der Tibia in x-Richtung an.

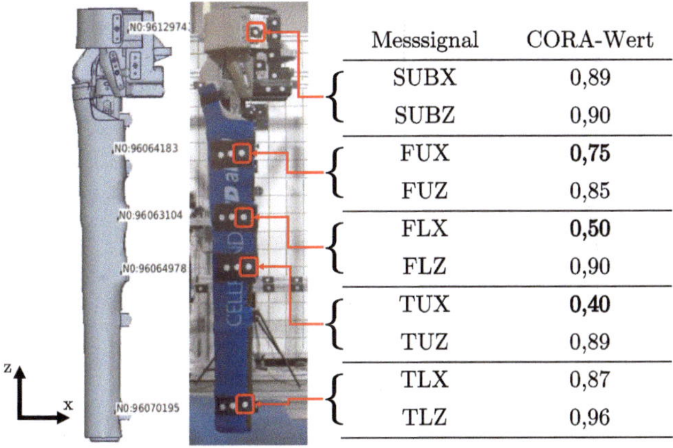


| Messsignal | CORA-Wert |
|---|---|
| SUBX | 0,89 |
| SUBZ | 0,90 |
| FUX | **0,75** |
| FUZ | 0,85 |
| FLX | **0,50** |
| FLZ | 0,90 |
| TUX | **0,40** |
| TUZ | 0,89 |
| TLX | 0,87 |
| TLZ | 0,96 |

**Abbildung 4.4** Simulationsmodell mit gekennzeichneten Knoten (links), Versuch mit hervorgehobenen Punktemarken (mittig) und tabellarische Zusammenfassung der CORA-Werte zwischen Knotenverschiebung und Punktemarkenbewegung für den Kompaktwagen an Testposition Y0 (rechts)

---

[4] Simplified Upper Body X-Displacement (deutsch: Verschiebung der Punktemarke an der vereinfachten Oberkörpermasse in x-Richtung)

[5] Femur Upper Z-Displacement (deutsch: Verschiebung der Punktemarke am proximalen Ende des Femurs in z-Richtung)

[6] Tiba Lower X-Displacement (deutsch: Verschiebung der Punktemarke am distalen Ende der Tibia in x-Richtung)

Da bei einem Y0-Anprall kaum Verschiebung in Y-Richtung stattfindet ($< 0,5$ mm über alle Punktemarken hinweg), werden diese vorerst vernachlässigt.

Es ist erkennbar, dass die Messignale FUX, FLX und TUX verbesserungwürdige[7] CORA-Werte aufweisen. Diese Verschiebungen werden allesamt in x-Richtung, also in Anprallrichtung, gemessen. Zur genaueren Analyse zeigt Abbildung 4.5 die Verschiebungskurven von FUX, FLX und TUX.

Es ist auffällig, dass die Simulationskurven (gestrichelte Linie) den Versuchskurven (Volllinie) in Bezug auf die Form der Kurven sehr ähnlich sind. Allerdings weisen die Simulationskurven allesamt eine etwa 4 cm größere Intrusion in die Fahrzeugfront auf (Entstehung zwischen 10-20 ms). Ab 20 ms bildet die Simulation die weitere Bewegung des Impaktors bis zum Ende des Auswerteintervalls (60 ms) sehr gut ab. Ein möglicher Grund für die größere Intrusion im Simulationsmodell könnte das Verrutschen der Neoprenaußenhaut des Impaktors im Versuch sein. Allerdings zeigt das Videomaterial des Versuchs keine Auffälligkeit und die übrigen Messsignale: TLX, SUBX und SUBZ bilden die Intrusion sehr genau ab ($< 1$ cm Abweichung zwischen Simulation und Versuch). Deshalb wird angenommen, dass die im Versuch aufgenommenen Messkurven valide sind und die Unterschiede in Abbildung 4.5 auf Unsicherheiten im Simulationsmodell zurückzuführen sind.

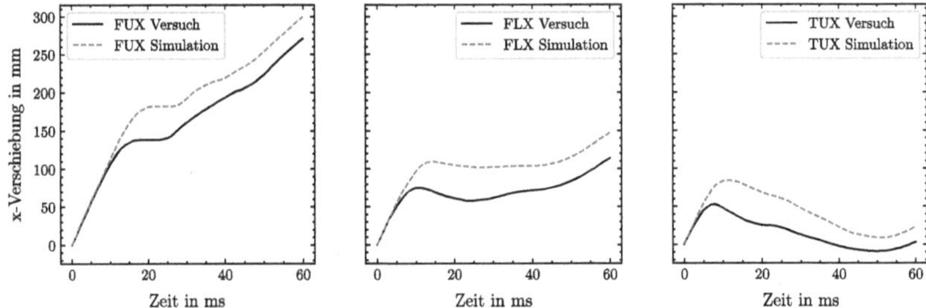


**Abbildung 4.5** Abgleich der verbesserungswürdigen Messsignale der 3D-Filmverfolgung (Versuch) mit den entsprechenden Knotenverschiebungen (Simulation)

Im nächsten Schritt wird eine Sensitivitätsanalyse durchgeführt, um einige wenige sensitive Parameter zu finden, die die Unterschiede zwischen den Simulations- und Versuchskurven minimieren sollen. Die Kurven aus Abbildung 4.5 zeigen, dass die Punktemarken FUX, FLX und TUX, die in der oberen Hälfte des

---

[7] Hier werden CORA-Werte $< 0,75$ als verbesserungswürdig definiert, im Gegensatz zu den Verletzungskriterien, wo CORA+-Werte $\leq 0,7$ verwendet wurden.

aPLI-Beinanteils platziert sind, weniger weit in das Fahrzeug eindringen als die entsprechenden Knoten im Simulationsmodell. Das Deformationsverhalten des Fahrzeugmodells im Bereich der Motorhaubenvorderkante, des Kühlerschutzgitters und des Stoßfängers ist somit zu weich abgebildet. Trotzdem wird die Bewegung nach dem Eindringen gut abgebildet. Es werden deshalb zunächst die Wandstärken der angesprochenen Bauteile, die Wandstärke des unteren Querträgers und die Dichte des Fußgängerschutzschaums im Simulationsmodell variiert, um abzuschätzen, ob ein Bauteil bzw. eine Region im Fahrzeug für die Unterschiede verantwortlich ist, oder ob es sich um mehrere Einflüsse handelt. Hierdurch kann das Verständnis für die vorliegenden Unterschiede mithilfe weniger Parameter erweitert werden.[8]

Die Sensitivitätsanalyse besteht aus einem Versuchsplan (DOE[9]) mit 100 Punkten, die nach einem optimierten Latin Hypercube (LHS[10]) abgetastet werden. Abbildung 4.6 zeigt die Ergebnisse der Sensitivitätsanalyse für den Kompaktwagen an Testposition Y0 mithilfe von Streudiagrammen. Die Ergebnisse für den SUV befinden sich in Anhang B. Es werden die Werte der Pearson-Korrelationskoeffizienten $r$ dargestellt. Diese geben die lineare Korrelation für die CORA-Werte der Verschiebungskurven zu den Verschiebungen der Punktemarken in Bezug auf die Variation der Designparameter (Wandstärken bzw. Schaumdichte) an. Zusätzlich wird die Steigung $\alpha$ für jede Regressionsgerade in die Diagramme eingefügt. Die Steigung misst die erwartete Änderung des CORA-Werts infolge einer Änderung des Designparameters um eine Einheit (z. B. Erhöhung der Wandstärke des Außenblechs der Motorhaube um 1 %). Der Variationsbereich für die Designparameter beträgt für die Sensitivitätsanalyse $\pm 50$ % vom ursprünglichen Design. Dies wird als ausreichend angesehen, um sensitive Parameter für die anschließende Mehrzieloptimierung zu erhalten.

Es ist zu erkennen, dass die Dicke des Kühlerschutzgitters (Ksg h) und die Dicke der Stoßfängerabdeckung (Stoßfänger h) gleichermaßen die erwünschten, sensitiven Parameter sind. Beide Parameter weisen für die zu verbessernden CORA-Werte gute Korrelationen auf ($r > 0,6$) und auch die Steigungen $\alpha$ zeigen eine positive Änderung an ($\alpha > 0,07$).

---

[8] Der untere Querträger und der Fußgängerschutzschaum sind häufig einflussreiche Bauteile im Fußgängerschutz und bilden die untere Region der Fahrzeugfront ab. Sie komplettieren somit die Regionen am Fahrzeug und werden deshalb zur Untersuchung hinzugefügt.

[9] Design of Experiments (deutsch: Versuchsplan)

[10] Latin Hypercube Sampling; Verfahren, das zur Stichprobenziehung von Zufallszahlen verwendet wird, um Stichproben über einen Stichprobenraum gleichmäßig zu verteilen. Hierdurch kann die Anzahl notwendiger Stichproben für eine statistisch signifikante Aussage reduziert werden.

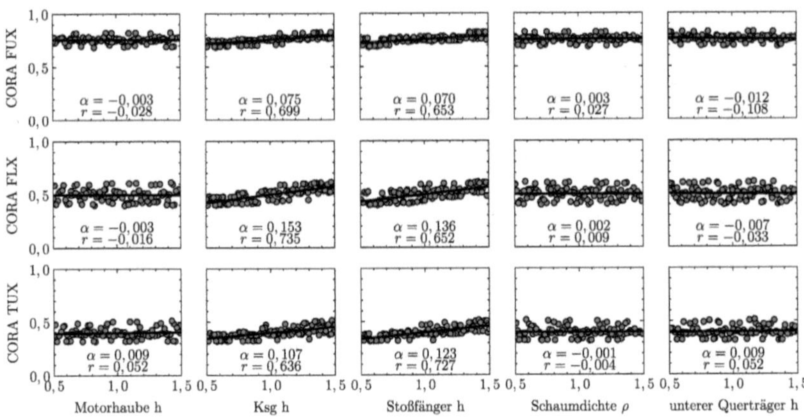

**Abbildung 4.6** Ergebnisse der Sensitivitätsanalyse für Testposition Y0 am Kompaktwagen

Die Zielfunktionen für die Mehrzieloptimierung sind die CORA-Werte, welche die Abweichungen zwischen Punktmarken- und Knotenverschiebungen bewerten und maximiert werden sollen. Im vorliegenden Fall gilt also: $max(\{f_{SUBX}(\theta),$ $f_{SUBZ}(\theta),\ f_{FUX}(\theta),\ f_{FUZ}(\theta),\ f_{FLX}(\theta),\ f_{FLZ}(\theta),\ f_{TUX}(\theta),\ f_{TUZ}(\theta),\ f_{TLX}(\theta),$ $f_{TLZ}(\theta)\})$. Die zu variierenden Parameter $\theta$ entsprechen den Ergebnissen der Sensitivitätsanalyse: Dicke des Kühlerschutzgitters (Ksg h), Dicke des Stoßfängers (Stoßfänger h) und den E-Moduli der beiden Bauteile[11]. Die Optimierung wird mithilfe der vorgestellten Partikelschwarmoptimierung (siehe Abschnitt 2.6.2) durchgeführt. Tabelle 4.2 zeigt die verwendeten Einstellungen für die Mehrzieloptimierung mittels Partikelschwarmoptimierung. Die Einstellungen des Optimierers sind so gewählt, dass ein ausgewogenes Verhältnis zwischen Erkundung und Ausbeutung des Suchraums[12] stattfindet. Angesichts der Optimierung von zehn Zielfunktionen ist es wahrscheinlich, dass Zielkonflikte auftreten. Daher werden die einzelnen Zielfunktionen mithilfe einer Nutzwertanalyse gewichtet. Die Lösung auf der Pareto-Front, welche die höchste Bewertung innerhalb der Nutzwertanalyse erzielt, wird als Optimallösung betrachtet. Im Rahmen dieser Nutzwertanalyse werden die verbesserungswürdigen Zielfunktionen $f_{FUX}(\theta)$, $f_{FLX}(\theta)$ und $f_{TUX}(\theta)$ mit jeweils 12 % gewichtet (36 % der Gesamtbewertung). Die übrigen sieben Zielfunktionen werden mit jeweils 8 % gewichtet (64 % der Gesamtbewertung). Die Verwendung

---

[11] E-Moduli von Kunststoffbauteilen sind häufig Unsicherheiten ausgesetzt.

[12] Vorgegebene realistische Grenzwerte für die Parameter $\theta$ (hier: sinnvolle Wandstärken bzw. sinnvolle E-Moduli)

**Tabelle 4.2** Einstellungen des Partikelschwarmoptimierers für die Mehrzieloptimierung

| Parameter | Wert | Erklärung |
| --- | --- | --- |
| Schwarmgröße $N$ | 20 | Ausgewogene Population für nichtlineares Problem |
| Max. Iterationen $T$ | 100 | Abbruchkriterium |
| Faktor $\omega$ | 1 | Gewichtung der aktuellen Geschwindigkeit $V^j(i)$ |
| Faktor $d_1$ | 1 | Gewichtung der persönlichen besten Position $p_{best}^j(i)$ |
| Faktor $d_2$ | 1 | Gewichtung der globalen besten Position $g_{best}^j(i)$ |
| Konvergenzkriterium $\epsilon_k$ | 0,005 | Min. Änderung der Zielfunktionen $f$ pro Iteration $i$ |
| Konvergenzkriterium $\delta_k$ | 0,001 | Min. Änderung der Residuen $r$ pro Iteration $i$ |
| $L_{gen}$ | 5 | Neue Partikel je Unterschwarm pro Iteration $i$ |

von lediglich drei Zielfunktionen ($f_{FUX}(\boldsymbol{\theta})$, $f_{FLX}(\boldsymbol{\theta})$ und $f_{TUX}(\boldsymbol{\theta})$) führte zu einer unrealistischen Impaktorkinematik, weil die CORA-Werte der nicht optimierten Punktemarken deutlich verschlechtert wurden. Die resultierende Impaktorkinematik der Optimallösung, die mithilfe der zehn Zielfunktionen und anschließender Nutzwertanalyse ermittelt wurde, ist in Abbildung 4.7 dargestellt.

Es ist zu erkennen, dass die weißen Punktemarken am Beinanteil des Impaktors mit der optimalen Lösung zu den Zeitpunkten 20 ms (Abbildung 4.7b) und 40 ms (Abbildung 4.7c) besser übereinstimmen als beim Ursprungsmodell. Bei 60 ms (Abbildung 4.7d) ist sowohl für das optimierte Modell als auch für das Ursprungsmodell eine leicht überhöhte Rotation der Oberkörpermasse des aPLI zu erkennen. Die ausgewählte Punktemarke für SUBX und SUBZ (siehe Abbildung 4.4) liegt sehr nahe am Drehpunkt der Oberkörpermasse um die Sagittalachse. Der äquivalente Knoten zu dieser Punktemarke ist trotz der überhöhten Rotation weiterhin fast deckungsgleich, was die hervorragenden CORA-Werte für SUBX und SUBZ erklärt. Um die Rotation der Oberkörpermasse adäquat berücksichtigen zu können, müsste in zukünftigen Untersuchungen entweder eine Punktemarke für SUBX und SUBZ verwendet werden, die sich auf der Oberkörpermasse mit größerem Abstand zum Drehpunkt befindet oder eine zweite Punktemarke zur Auswertung der Rotation der Oberkörpermasse hinzugefügt werden. Nichtsdestotrotz stellt das optimierte Modell insbesondere während der Anprallphase eine genauere Abbildung der Anprallkinematik dar. Zusammenfassend sind in Tabelle 4.3 die CORA-Werte

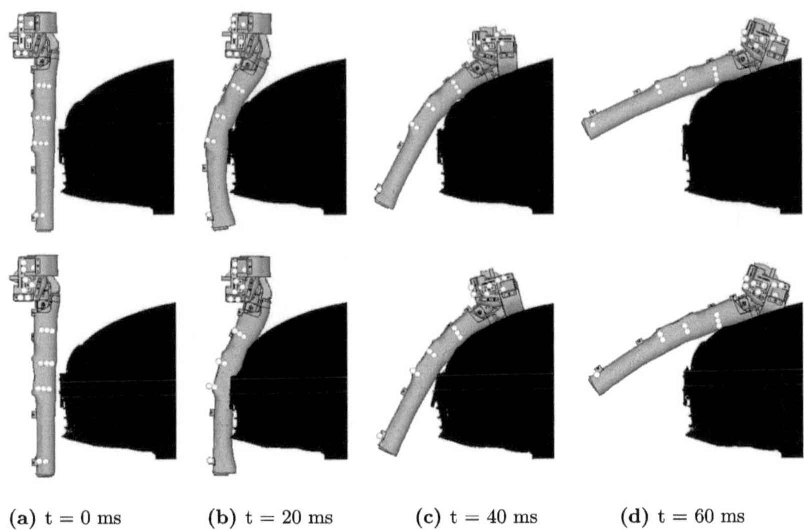



**Abbildung 4.7** Vergleich der Anprallkinematik des Versuchs (weiße Punktemarken) mit der Optimierungslösung (oben) und dem Ursprungsmodell (unten)

der Punktemarkenverschiebungen im Vergleich zu den Knotenverschiebungen sowie die CORA+-Werte der Verletzungskriterien zwischen Ursprungsmodell und optimiertem Modell gegenübergestellt. Das optimierte Modell weist insgesamt sehr gute Werte auf (6 von 10 CORA-Werten $> 0, 9$ und alle CORA+-Werte $\geq 0, 82$). Allerdings zeigt FUZ mit einem CORA-Wert von 0,82 eine marginal schlechtere Bewertung im Vergleich zu den übrigen Signalen. Diese ist allerdings nicht besonders aussagekräftig, da alle anderen Verschiebungen in z-Richtung trotzdem sehr gut abgebildet werden. Außerdem bewirkt die geringe Amplitude von FUZ (60 mm), dass die Korridore der Korridormethode innerhalb der CORA-Metrik sehr eng gewählt werden (im Vergleich hierzu sind alle anderen Amplituden in z-Richtung zwischen 200 mm und 700 mm), wodurch FUZ etwas stärker penalisiert wird.

Die zu verbessernden Verletzungskriterien (MCL und Tibia 1) sind durch die sensitivitätsbasierte Modellaktualisierung verbessert worden. Gleichzeitig ist die Übereinstimmung des Verletzungskriteriums Femur 1 mit dem Versuch verschlechtert worden. Trotzdem weist das optimierte Modell eine ausgewogenere Abbildung des Versuchs auf, da alle Verletzungskriterien zumindest einen CORA+-Wert von $> 0, 74$ erreichen (im Vergleich zu $> 0, 64$ beim Ursprungsmodell). Insgesamt

**Tabelle 4.3** CORA-Werte der Punktemarkenverschiebungen im Vergleich zu den entsprechenden Knotenverschiebungen und CORA+-Werte für den Vergleich der Verletzungskriterien zwischen Hardwareversuch und ursprünglichem Simulationsmodell bzw. zwischen Hardwareversuch und optimiertem Simulationsmodell am Kompaktwagen

| lMesssignal | CORA-Wert | | Verletzungskriterium | CORA+-Wert | |
| --- | --- | --- | --- | --- | --- |
| | Original | Optimiert | | Original | Optimiert |
| SUBX | 0,90 | 0,86 | Femur 3 | 0,80 | 0,81 |
| SUBZ | 0,89 | 0,97 | Femur 2 | 0,82 | 0,83 |
| FUX | 0,75 | 0,98 | Femur 1 | 0,84 | 0,82 |
| FUZ | 0,85 | 0,82 | MCL | **0,64** | 0,74 |
| FLX | **0,50** | 0,88 | Tibia 1 | **0,70** | 0,85 |
| FLZ | 0,90 | 0,90 | Tibia 2 | 0,83 | 0,86 |
| TUX | **0,40** | 0,85 | Tibia 3 | 0,83 | 0,87 |
| TUZ | 0,89 | 0,93 | Tibia 4 | 0,81 | 0,81 |
| TLX | 0,87 | 0,95 | | | |
| TLZ | 0,96 | 0,93 | | | |

stellt die optimierte Lösung sowohl kinematisch als auch quantitativ eine deutliche Verbesserung gegenüber dem Ursprungsmodell dar.

## 4.4  Zusammenfassung und Diskussion

Die Ergebnisse der Simulationsmodelle, wie in Tabelle 4.1 dargestellt, zeigen, dass sowohl für den Kompaktwagen als auch für den SUV verbesserungswürdige Ergebniskurven simuliert wurden. Die CORA+-Werte für den Kompaktwagen (CORA+-MCL = 0,64 und CORA+-Tibia 1 = 0,70) und für den SUV (CORA+-Femur 3 = 0,47 und CORA+-Femur 2 = 0,45) deuten darauf hin, dass die Modelle nicht vollständig mit den realen Bedingungen übereinstimmen. Diese Diskrepanzen können durch Unterschiede zwischen der realen Fahrzeugfront und der Fahrzeugfront in der Simulation oder durch Abweichungen zwischen dem realen Impaktor und dem Simulationsimpaktor verursacht werden. Die folgende Übersicht fasst die Antworten auf die zu Beginn des Kapitels aufgestellten Forschungsfragen zusammen:

- *Ist mithilfe der Auswertung von synchronen Bildsequenzen mittels Punktverfolgungsverfahren ein Angleich der Kinematik des Simulationsimpaktors an den Versuchsimpaktor möglich?*
  Mithilfe der Technik des Finite Elemente Modell Updates ist es möglich die Daten aus Versuchsfilmen (hier: Punktemarkenverschiebungen) so zu verwenden, dass die Kinematik des Versuchsimpaktors im Simulationsmodell deutlich verbessert dargestellt werden kann.

- *Welche Bauteile bzw. Regionen am Fahrzeugmodell sind für die kinematischen Unterschiede verantwortlich?*
  Sowohl für den Kompaktwagen als auch für den SUV (siehe Anhang B) sind Fahrzeugregionen für die unterschiedlichen Impaktorkinematiken verantwortlich, die die obere Hälfte, d. h. das Femur, des aPLI direkt treffen.

- *Welche Genauigkeit bzw. Prognosegüte des Simulationsmodells ist durch den Angleich erzielbar?*
  Es sind Verbesserungen der CORA-Werte, welche die Punktemarkenverschiebungen mit den Knotenverschiebungen vegleichen, von etwa 5 % für bereits gute Korrelationen (zwischen CORA-Werten von 0,8 bis 0,9) und deutlich größere Verbesserungen für schlechte CORA-Werte möglich (z. B. von 0,4 auf 0,85 bei Messsignal TUX des Kompaktwagens). Insbesondere große Diskrepanzen können hierdurch minimiert werden, um ein gleichmäßigeres Abbild des Versuchs zu ermöglichen.

- *Bedeutet ein kinematisch optimiertes Simulationsmodell auch eine verbesserte Übereinstimmung der Ergebniskurven am aPLI?*
  In diesem Kapitel wurde eine Optimierung des Simulationsmodells hinsichtlich der CORA-Werte vorgenommen, die den Vergleich der Punktemarkenverschiebungen des Versuchs mit den entsprechenden Knotenverschiebungen der Simulation bewerten. Diese Optimierung führt zu einer verbesserten Reproduktion der Anprallkinematik des Versuchs im Simulationsmodell. Parallel dazu konnten auch die CORA+-Werte, die den Vergleich der Verletzungsmesskurven betreffen, verbessert werden, allerdings in einem geringeren Ausmaß. Dies zeigt, dass eine kinematische Optimierung des Simulationsmodells auch zu einer besseren Übereinstimmung der Verletzungskurven führt, jedoch nicht in gleichem Maße. Die unterschiedlichen Größenordnungen der Verbesserungen der CORA- bzw. CORA+-Werte lassen sich dadurch erklären, dass direkt hinsichtlich der Anprallkinematik optimiert wurde und nicht hinsichtlich der Verletzungskurven. Um die verbleibenden Unterschiede weiter zu verringern, können möglicherweise Fortschritte im Bereich der Versuchsauswertung genutzt werden. Hochdynamische

Röntgenaufnahmen erscheinen für die Versuchsauswertung vielversprechend, um beispielsweise die Biegung der Knochen des aPLI im Versuch mit der Biegung der Knochen im Simulationsmodell abzugleichen. Ein Transfer der in [78] beschriebenen Methodik, die für Highspeed-Frontcrashs entwickelt wurde, auf den Fußgängerschutz ist hierbei denkbar.

Insgesamt lässt sich mit der vorgestellten Methode ein Simulationsmodell erreichen, das den Versuch genauer nachstellt. Zusätzlich bietet die sensitivitätsbasierte Modellaktualisierung den Vorteil, dass die Region im Modell identifiziert werden kann, welche für die Unterschiede verantwortlich ist. Im Rahmen der Arbeit können für die folgenden Untersuchungen von Fahrzeugfrontparametern hinsichtlich der Reduktion von aPLI-Verletzungswerten also validere Simulationsmodelle als zuvor verwendet werden.

# Sensitivitätsanalysen von Fahrzeugfronten für den aPLI-Anprall 5

In Kapitel 4 ist eine Methode entwickelt worden, um das Simulationsmodell für den aPLI-Anprall an den Versuch anzugleichen. Die beiden optimierten Simulationsmodelle (Kompaktwagen und SUV) werden in diesem Kapitel genutzt, um zu untersuchen, welche Regionen am Fahrzeug die verschiedenen aPLI-Verletzungskriterien beeinflussen. Hiervon soll für die beiden untersuchten Fahrzeugtypen abgeleitet werden, auf welche Regionen und Bauteile in den frühen Entwicklungsphasen (Produktdefinition und Komponentenentwicklung) insbesondere geachtet werden muss, um die Verletzungskriterien des aPLI einzuhalten. Die Methodik und Ergebnisse in diesem Kapitel basieren auf der Veröffentlichung in [47].

## 5.1 Literatur zur Optimierung von Fahrzeugfronten für den Beinanprall

Fahrzeugfrontdesigns haben sich in den letzten Jahren verändert. Dies ist sowohl auf die industrielle als auch auf die akademische Forschung zurückzuführen, die zu regelmäßig aktualisierten Gesetzen und Verbraucherschutztests führt. Jeder Beinprüfkörper (vgl. Abschnitt 2.3) stellt neue Herausforderungen und erfordert Untersuchungen zum Verständnis und zur Kontrolle seiner Kinematik und Verletzungskriterien. Eine Vielzahl an Studien untersuchten den TRL-Beinanprall und seine Verletzungskriterien (Tibiabeschleunigung, Scherweg zwischen Oberschenkel und Unterschenkel und seitlicher Beugewinkel des Knies) numerisch und versuchten, Fahrzeugfronten zu entwickeln, die speziell die TRL-Verletzungskriterien erfüllen. Im Anschluss an den TRL-Beinprüfkörper wurden diverse Studien zum Verständnis des FlexPLI durchgeführt. In der jüngeren Vergangenheit sind erste Untersuchungen zum aPLI veröffentlicht worden. Im Rahmen dieser Arbeit werden die Ergebnisse



D. Isemann, *Zur Auslegung von Fahrzeugfronten im Fußgängerschutz mit dem advanced Pedestrian Legform Impactor (aPLI)*, AutoUni – Schriftenreihe 184, https://doi.org/10.1007/978-3-658-50952-1_5

ausgewählter Studien in chronologischer Reihenfolge dargestellt, um den Charakter der Fahrzeugfrontveränderungen darzustellen. Im Anschluss an die Forschungsergebnisse für die einzelnen Beinprüfkörper folgt eine ganzheitliche Zusammenfassung der Ergebnisse der Literaturrecherche.

### 5.1.1  Einflussreiche Fahrzeugfrontparameter für die Verletzungskriterien des TRL-Beinprüfkörpers

Han und Lee [37] bewerteten die Steifigkeit und die geometrischen Fahrzeugfront-Parameter für ein FEM-Modell einer Limousine hinsichtlich der TRL-Verletzungskriterien. Die *Position und Steifigkeit der unteren Lastebene* (unterer Querträger) sowie die *Schaumdicke vor dem Querträger* wurden als Schlüsselparameter ermittelt. Neal [98] zeigte, dass eine vereinfachte Fahrzeugfront zu ähnlichen Verletzungswerten führt wie ein vollständiges FEM-Modell. Er zeigte, dass ein *Deformationsraum zwischen Stoßfängerabdeckung und Energieabsorber* (z. B. Schaum) in Kombination mit einer *unteren Lastebene*, die *bündig mit der Stoßfängerabdeckung* abschließt, die besten Ergebnisse hinsichtlich der TRL-Verletzungskriterien erzielt. Nanda et al. [96] verwendeten ein vereinfachtes Fahrzeugmodell und stellten ebenfalls fest, dass die *Position der unteren Lastebene bündig mit der Front des Energieabsorbers* sein sollte, um die Verletzungsrisiken zu minimieren. Shuler et al. [120] entwickelten PC/PBT-Energieabsorber[1], um den Versatz zwischen unterer Lastebene und Stoßfängerabdeckung zu minimieren. Zusätzlich definierten sie Übertragungsfunktionen, die den Einfluss des Energieabsorbers auf die Anprallkinematik aufzeigen. Svoboda und Kuklik [123] zeigten anhand eines vereinfachten Fahrzeugmodells, dass die Verringerung des Energieabsorberpackages nicht im Widerspruch zur geforderten Impaktor-Anprallkinematik steht, was den Ergebnissen von Shuler et al. [120] entspricht. Neal et al. [98] führten eine Sensitivitätsanalyse und Optimierungsstudie mit einem vereinfachten Limousinenmodell durch und identifizierten die *Position und Steifigkeit des unteren Querträgers*, die *Dicke des Schaums* und die *Position und Steifigkeit der Motorhaubenvorderkante* als Schlüsselparameter.

Nachdem die wichtigsten Komponenten und Parameter für die TRL-Verletzungskriterien ermittelt worden sind, wurde in mehreren Studien versucht, diese Komponenten im Detail zu verbessern. Davoodi et al. [24] konzentrierten sich auf die Energieabsorptionskapazität im Bereich des Energieabsorbers und zeig-

---

[1] Polycarbonat (PC)/Polybutylenterephthalat (PBT); Mischung aus amorphem PC und teilkristallinem PBT, die eine sehr gute Schlagzähigkeit aufweist.

ten, dass ein Verbundwerkstoff verwendet werden könnte, um gängig verwendete Energieabsorber wie den EPP-Schaum zu ersetzen. Park und Jang [103] verbesserten die Euro NCAP-Bewertung eines Geländewagens von 1,96 auf die volle Punktzahl von 6,0. Hierfür fügten sie Versteifungsplatten unterhalb der Scheinwerfer ein und schnitten zusätzlich Löcher in den EPP-Schaum. Außerdem änderten sie die Position des unteren Querträgers geringfügig, um die Kontaktfläche des Impaktors für zentrale und außermittige Testpositionen zu vergrößern. Liu et al. verbesserten die Euro NCAP-Bewertung einer Limousine von 2,31 auf 5,82 Punkte (volle Punktzahl = 6,0), indem sie die EPP-Schaumdichte von 60 kg/m$^3$ auf 30 kg/m$^3$ änderten und einen unteren Querträger hinzufügten, was erneut den Einfluss dieser beiden Komponenten auf den TRL-Beinaufprall zeigt. Huang et al. [39] untersuchten den Schaum und den Querträger (hinter dem Schaum) im Detail. Sie zeigten, dass die Dicke und das Material des Schaums die sensitivsten Parameter für die TRL-Verletzungskriterien sind. Karimullah et al. [65] konzentrierten sich auf die Optimierung des Energieabsorbers und des unteren Querträgers. Die Kontrolle des Lastpfads des unteren Querträgers wird als Schlüsselergebnis hervorgehoben. Jiang et al. [64] konzentrierten sich auf die Optimierung eines hybriden Energieabsorbers, der aus einem Schaum und einem Thermoplast besteht. Die Maximierung der Schaumdicke bei gleichzeitiger Beibehaltung einer moderaten Thermoplastdicke in Verbindung mit einem angemessenen unteren Querträger führt zum geringsten Verletzungsrisiko. Matsui et al. [88] führten Versuche bei zentralen und außermittigen Testpositionen durch. Sie identifizierten die Schaumdicke als Schlüsselparameter, da der Schaum in den außermittigen Aufprallpositionen dünner war und höhere Verletzungswerte aufwies. Diese konnten durch die Erhöhung der Schaumdicke verbessert werden. Huang et al. [41] entwickelten ein vereinfachtes Simulationsmodell für den Einsatz in frühen Phasen der Fahrzeugentwicklung. Für die Erstellung eines solchen vereinfachten Modells identifizierten sie lokale Verformungseffekte, die dehnratenabhängige Verformung des Schaums und die Schaumstoffpolsterung des Beinprüfkörpers als wichtige Parameter. Die Steifigkeit des Kühlergrills könnte jedoch vernachlässigt werden, da seine Steifigkeit im Vergleich zu den benachbarten Bauteilen relativ gering ist. Nie et al. [101] verwendeten ein Menschmodell, um die Kriterien und Mechanismen von Unterschenkelverletzungen zu analysieren. Die Höhe des unteren Querträgers wurde als der sensitivste Parameter für Bänderverletzungen identifiziert – niedriger ist besser. Die Höhe der Motorhaubenvorderkante und die Höhe der Mitte der Stoßfängerabdeckung waren die sensitivsten Parameter für Oberschenkelverletzungen. Die Steifigkeit der Bauteile wurde jedoch für die Evaluation von Knochenbrüchen nicht berücksichtigt. Insgesamt zeigte sich, dass neuere Fahrzeuge ein flacheres Erscheinungsbild haben, was zu 36 % weniger Bänderverletzungen im Vergleich zu älteren Fahrzeugfrontgenerationen führt. Die Knochenfrakturen wurden jedoch nicht durch die Weiterentwicklung des Fahrzeugfrontdesigns beeinflusst. Kausalyah et al. [66] ermittelten eine ideale Fahrzeugfrontgeometrie in den Scheinwerferbereichen unter Berücksichtigung des Kinderkopfaufpralls und des Überrollrisikos für Fußgänger verschiedener Größen mit Hilfe von Mehrkörpersimulationen von HBMs. Auf der Untersuchung von Kausalyah et al. [66] basierend, wurden Tibia- und Bänderverletzungen von Mo et al. [91] mit einem detaillierten HBM für verschiedene Arten von Fahrzeugfronten numerisch untersucht. Sie stellten fest, dass die Gestaltung des Querträgers einen signifikanten Einfluss auf die Verringerung der Verletzungsrisiken hat. Zhou et al. [140] schlugen ein Stoßfängersystem mit negativer Poissonzahl vor und verglichen dessen Energieabsorption mit einem regulären Stoßfängersystem auf Stahlbasis und einem Stoßfängersystem auf Aluminiumbasis. Sie zeigten, dass die Struktur mit negativer Poissonzahl die Energieabsorption insgesamt bzw. pro Masseneinheit verbessert. Shojaeifard et al. [119] zeigten, dass neben der Schaumdichte auch das Material der Querträger (GMT$^2$ anstelle von Stahl) einen großen Einfluss hat. Die Tibiabeschleunigung reagiert sehr sensitiv auf das Material der Stoßfängerabdeckung.

## 5.1.2 Einflussreiche Fahrzeugfrontparameter für die Verletzungskriterien des FlexPLI

Weiterführend zu den Untersuchungen am TRL-Beinprüfkörper wurden in verschiedenen Studien die aktualisierten Verletzungskriterien (Tibia-Biegemomente und Bänderdehnungen im Knie) und die Kinematik des FlexPLI untersucht. Lv et al. [84] skizzierten eine Methodik zur Optimierung von Fahrzeugfronten für TRL- und FlexPLI-Verletzungskriterien. Ihre Ergebnisse zeigen einen optimierten, *energieabsorbierenden Querträger* (kein Schaum, sondern eine Blechkonstruktion). Außerdem änderten sie die *Position des unteren Querträgers*, um die Impaktor-Kontaktfläche zu vergrößern, und verringerten die *Dicke des unteren Querträgers*. Insgesamt zeigt dies, dass mehrere Komponenten und Parameter einen großen Einfluss auf die Verletzungswerte des FlexPLI haben. In einer anderen Studie zeigten Lv et al. [85], dass wiederholt eingebrachte Löcher im unteren Querträger und ein energieabsorbierender Querträger (ebenfalls eine Blechkonstruktion) zu einer Verringerung des kritischen Verletzungskriteriums T3 (Tibia 3 – Biegemoment gemessen am unteren Drittel des Schienbeins) des FlexPLI führen. Li et al.

---

$^2$ Glass mat thermoplastic (deutsch: Glasmattenverstärkter Thermoplast); Verbundmaterial aus thermoplastischen Harzen und Glasfasermatten, um leichte aber dennoch steife Bauteile herzustellen

[81] zeigten durch eine Sensitivitätsanalyse und Optimierungsstrategie, dass die Anforderungen an den Bein- und Kopfanprall im Allgemeinen konsistent sind. Pkw sollten einen breiten Stoßfänger in Fahrzeugquerrichtung und einen flachen Stoßfänger in Fahrzeughochrichtung haben, um die Verletzungswerte für beide Lastfälle zu minimieren. Lee et al. [77] haben in einer Optimierungsstudie dargelegt, dass die Schaumdicke der wichtigste Parameter für die FlexPLI-Verletzungskriterien ist, was den bereits erwähnten Studien zu den TRL-Verletzungskriterien entspricht. Lauterbach et al. [76] zeigten eine Optimierungsstrategie für einen glasfaserverstärkten thermoplastischen unteren Querträger. Wu et al. [135] untersuchten die Geometrie energieabsorbierender Strukturen simulativ. Anschließend validierten sie ihre Simulationsergebnisse mit adäquaten Versuchen und konnten hierdurch eine optimale Geometrie identifizieren. Chiapedi et al. [19] führten Sensitivitätsanalysen für einen zentralen FlexPLI-Anprall und einen exzentrischen Aufprall auf eine Limousine im Bereich des Scheinwerfers durch. Die *Dicke des unteren Querträgers* erwies sich als der signifikanteste Parameter für die MCL-Dehnung und die Tibia Biegung in beiden Testpositionen. Mößner et al. [93] entwickelten ein fortschrittliches vereinfachtes Front-End-Modell und zeigten die Sensitivität der unteren Querträgerposition in Bezug auf die FlexPLI-Verletzungskriterien. In seiner Dissertation zeigte Mößner [92], dass eine große Intrusion im Bereich der Motorhaubenvorderkante (oberer Bereich) und eine geringe Intrusion im Bereich des unteren Querträgers (unterer Bereich) dazu beitragen, das Bein gerade zu halten. Vor allem die *Entlastungsphase* des unteren Querträgers zur kontrollierten Rückfederung ist für den FlexPLI entscheidend.

### 5.1.3  Einflussreiche Fahrzeugfrontparameter für die Verletzungskriterien des aPLI

Dieser Abschnitt zeigt Studien zur Gestaltung von Fahrzeugfronten für den aPLI auf. Zhang et al. [139] verwendeten ein vereinfachtes FE-Limousinenmodell und optimierten geometrische Parameter zur Verbesserung der aPLI-Verletzungskriterien (Femur Biegemomente, MCL-Dehnung und Tibia Biegemomente). Jeder Designparameter schien einen Einfluss zu haben. Die Oberschenkel Biegemomente reagierten am sensitivsten auf die Höhe der Motorhaube (niedriger ist besser). Für die MCL-Dehnung war die Verringerung des Versatzes zwischen Vorderkante der Motorhaube und Schaum zuträglich. Die Tibia Biegemomente reagierten am empfindlichsten auf die Höhe des unteren Querträgers (niedriger ist besser). Chiapedi berichtete in seiner Dissertation [18] unter Verwendung eines vereinfachten FE-Limousinenmodells, dass die Tibia Biegemomente am empfindlichsten auf die Position und Steifigkeit des unteren Querträgers reagierten. Die MCL-Dehnung ließ sich durch die Steifigkeit und die Position der Motorhaubenvorderkante stark beeinflussen. Die Steifigkeit der Motorhaubenvorderkante und der Versatz zwischen Motorhaubenvorderkante und Schaum waren für die Biegemomente des Oberschenkels am wichtigsten (je weniger Versatz desto besser). Fu et al. [33] verwendeten ein vereinfachtes SUV-Modell und analysierten ausschließlich geometrische Parameter. Sie zeigten, dass der verfügbare Deformationsraum für den Schaum (mehr ist besser) und eine höhere Position des Schaums (höher ist besser) die entscheidenden Parameter waren.

### 5.1.4  Zusammenfassung der Literatur

In diesem Abschnitt werden die wichtigsten Erkenntnisse zur Erfüllung der Anforderungen der einzelnen Impaktoren, basierend auf der in den vorangegangenen Abschnitten durchgeführten Literaturrecherche, zusammengefasst.

- TRL-Beinprüfkörper

  - Auslegung des Energieabsorbers (in der Regel EPP-Schaum) zur Maximierung der Energieabsorption durch die Anpassung des Materials, der Dichte und Dicke [24, 39, 64, 65, 82, 88, 91, 103, 119, 120, 123]
  - Anpassung der Position und Steifigkeit des unteren Querträgers zur Maximierung der Kontaktfläche des Beins (unterer Stoßfängerbereich und oberer Stoßfängerbereich sollten bündig zueinander sein) [24, 37, 64, 82, 96, 98, 99, 101]

- FlexPLI

  - Anpassung der Position und Steifigkeit des unteren Querträgers, um das Bein während des Aufpralls so gerade wie möglich zu halten [19, 84, 92, 93]
  - Steuerung der Intrusion des Beins mit einem Energieabsorber im mittleren Bereich des Stoßfängers, um die Biegung des Beins während des Anpralls zu minimieren [77, 84, 85, 92]
  - Auslegung der Entlastungsphase des unteren Querträgers zur kontrollierten Rückfederung des Beins [92]

- aPLI

    - Steuerung der Höhe der Motorhaubenvorderkante und der Höhe des unteren
      Querträgers zur Verringerung der Biegung im Bein während des Anpralls
      [18, 33, 139]
    - Anpassung der Position und Steifigkeit des unteren Querträgers zur Reduk-
      tion der Biegemomente der Tibia [18, 139]
    - Minimierung des Versatzes zwischen Energieabsorber und Motorhauben-
      vorderkante (vorzugsweise durch Veränderung der Energieabsorberposi-
      tion), um die MCL-Dehnungswerte zu reduzieren [33, 139]
    - Auslegung der Position und Steifigkeit der Motorhaubenvorderkante zur
      Verringerung der Femur Biegemomente [18, 139]

Im Folgenden wird auf den Erkenntnissen der Literaturrecherche aufgebaut, indem
die einflussreichen Bauteile und Parameter für den aPLI weiterführend untersucht
werden. Die Forschungsfrage, die in diesem Kapitel beantwortet wird, lautet: Auf
welche Fahrzeugregionen müssen Entwicklungsingenieure in Fahrzeugprojekten
besonders achten, um die Verletzungskriterien des aPLI einzuhalten?

## 5.2    Untersuchung von Steifigkeitsparametern

Aus der Literaturrecherche geht hervor, dass für den aPLI vor allem die Auswirkung geometrischer Parameter der Fahrzeugfront auf die Verletzungskriterien
untersucht worden sind. Um die bisherigen Forschungsergebnisse zu ergänzen,
werden in diesem Kapitel die Auswirkungen einiger, wichtiger Steifigkeitsparameter auf die aPLI-Verletzungskriterien untersucht. Innerhalb der Entwicklung
eines Fahrzeug-Frontends ist es wünschenswert, die Anforderungen im Fußgängerschutz durch die Anpassung der Steifigkeit der Komponenten und nicht durch
eine wesentliche Änderung der Frontend-Geometrie zu erfüllen. Hierdurch sind
flexiblere Designs und individuellere Fahrzeugfronten möglich. Daher werden insgesamt vier Sensitivitätsanalysen unter Verwendung der beiden optimierten FEM-
Simulationsmodelle (Kapitel 4) durchgeführt. Beide Modelle bestehen jeweils aus
mehr als 2 Millionen Elementen. Die Untersuchung der Steifigkeiten erfolgt an
den beiden Aufprallpositionen Y0 und Y + 600, ohne dabei geometrische Parameter zu verändern. Diese Positionen sind aufgrund der Fahrzeugkonturen für
alle Fahrzeugtypen charakteristisch. Bei Y0 zeigt sich eine geringe translatorische
Bewegung beim Anprall des aPLI in y-Richtung, während bei Y + 600 eine große

translatorische Bewegung in dieser Richtung stattfindet. Die vier Analysen werden mit einem DOE mit jeweils 100 Punkten durchgeführt, die nach einem optimierten LHS[3] abgetastet werden. Chiapedi et al. [19] verwenden eine ähnliche Strategie zur Analyse eines Limousinen-Frontends für die FlexPLI-Verletzungskriterien. Eine ähnliche Strategie ist außerdem bereits in Kapitel 4 verwendet worden, um die Regionen am Simulationsmodell des Fahrzeugs zu identifizieren, die hohe Sensitivitäten aufweisen. Im vorliegenden Kapitel werden einflussreiche Bauteilparameter auf die Verletzungskriterien gesucht, wohingegen in Kapitel 4 einflussreiche Parameter auf die CORA-Werte der Punktemarkenverschiebungen zu den Knotenverschiebungen gesucht wurden.

Die Steifigkeit des Vorderwagens wird durch fünf Konstruktionsparameter variiert. In Abbildung 5.1 sind die betroffenen Komponenten für den Kompaktwagen und den SUV dargestellt:

- Dicke des Außenblechs der Motorhaube
- Dicke des Kühlerschutzgitters (Ksg)
- Dicke der Stoßfängerabdeckung (Stf-Abdeckung)
- Dichte des Fußgängerschutzschaums
- Dicke des unteren Querträgers (unterer Qt)

Der Variationsbereich der fünf Designparameter beträgt ± 50 %, ausgehend vom ursprünglichen Design. Dies entspricht einem realisierbaren Steifigkeitsbereich ohne die Fertigungsverfahren für die jeweiligen Bauteile ändern zu müssen. Die betrachteten Verletzungskriterien des aPLI sind das maximale Biegemoment des Femurs, die maximale MCL-Dehnung und das maximale Tibia Biegemoment, vgl. Tabelle 2.3.

Zur Erhöhung des Verständnisses der aPLI-Anprallkinematik zeigen Abbildung 5.2 und Abbildung 5.3 den chronologischen Ablauf des aPLI-Anpralls am Kompaktwagen und am SUV für die zentralen Testpositionen Y0. Hierdurch wird der Unterschied zwischen beiden Fahrzeugtypen deutlich. Auch hier wird der aPLI, gemäß des Euro NCAP-Fußgängertestprotokolls [2], mit 40 km/h und 25 mm über dem Boden auf das Fahrzeug geschossen. Das Auswerteintervall beträgt ab dem Erstkontakt zwischen Impaktor und Fahrzeug 60 ms.

Der Erstkontakt zwischen Impaktor und Kompaktwagen findet im Kniebereich des aPLI an der Stoßfängerabdeckung des Fahrzeugs statt. Fast gleichzeitig trifft der mittlere Tibia-Bereich des aPLI auf die untere Lastebene (unterer Querträger). Dadurch verbiegt sich der distale Tibia-Bereich unter das Fahrzeug und löst einen

---

[3] Latin Hypercube Sampling; siehe Abschnitt 4.3

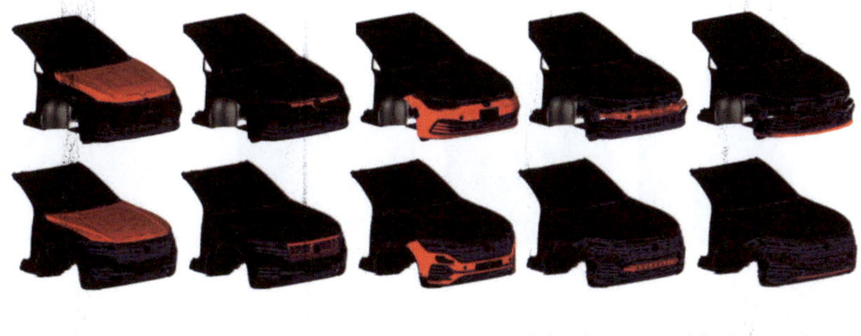

(a) Motorhaube (b) Ksg (c) Stf-Abdeckung (d) Schaum (e) Unterer Qt

**Abbildung 5.1** Betroffene Komponenten innerhalb der Sensitivitätsanalysen für den Kompaktwagen (oben) und den SUV (unten)

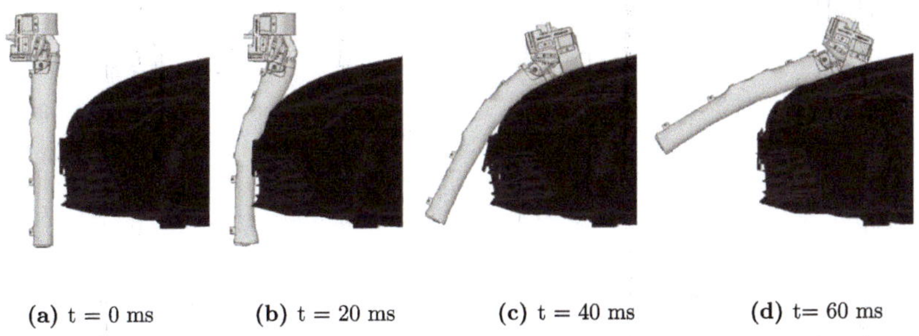

(a) t = 0 ms (b) t = 20 ms (c) t = 40 ms (d) t= 60 ms

**Abbildung 5.2** Anprallkinematik des aPLI am Kompaktwagen; Darstellung von (a) Konfiguration bei t = 0 ms, (b) unterschiedliche Verbiegung von Ober- und Unterschenkel bei t = 20 ms, (c) Kontakt der vereinfachten Oberkörpermasse mit der Motorhaube bei t = 40 ms und (d) Ende des Auswerteintervalls bei t = 60 ms

Rebound aus (Abbildung 5.2b), der das Abrollen des Femurs des aPLI um den Bereich der Motorhaubenvorderkante verstärkt (Abbildung 5.2c). Der SUBP trifft auf die Motorhaube und beendet den Beinaufprall, während das Bein vom Fahrzeug abgeworfen wird (Abbildung 5.2d).

Der Erstkontakt zwischen aPLI und dem SUV findet im Kniebereich des aPLI an der Stoßfängerabdeckung des Fahrzeugs statt. Fast gleichzeitig stößt der proximale Tibia-Bereich des aPLI gegen die untere Lastebene (unterer Querträger). Dadurch biegt sich die gesamte Tibia unter das Fahrzeug (Abbildung 5.3b). Das Femur des aPLI legt sich um das Kühlerschutzgitter (Abbildung 5.3c). Durch den Aufprall der SUBP im Bereich der Motorhaubenvorderkante wird die Biegung des aPLI gestoppt

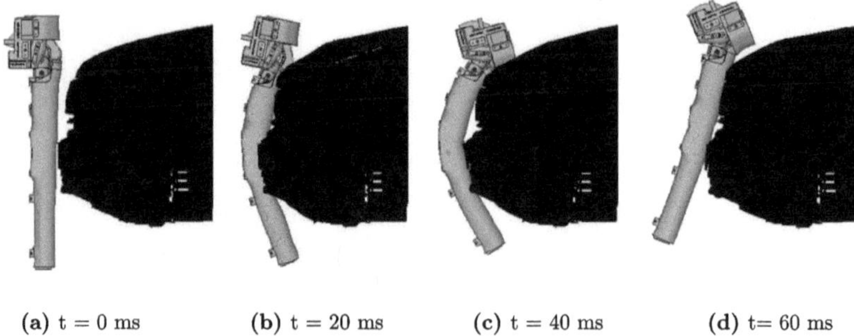

(a) t = 0 ms        (b) t = 20 ms        (c) t = 40 ms        (d) t= 60 ms

**Abbildung 5.3** Anprallkinematik des aPLI am SUV; Darstellung von (a) Konfiguration bei t = 0 ms, (b) unterschiedliche Verbiegung von Ober- und Unterschenkel bei t = 20 ms, (c) Kontakt der vereinfachten Oberkörpermasse mit der Motorhaube bei t = 40 ms und (d) Ende des Auswerteintervalls bei t = 60 ms

(Abbildung 5.3c). Der Beinaufprall endet schließlich damit, dass der Impaktor geradlinig vom Fahrzeug in Fahrtrichtung abgestoßen wird (Abbildung 5.3d).

Für beide Fahrzeuge sind die Aufprallpositionen in dieser Studie Y0 (zentrale Position des Fahrzeugs) und Y + 600. Y + 600 befindet sich auf der Beifahrerseite des Fahrzeugs im Bereich des Scheinwerfers. Diese außermittige Prüfposition bewirkt eine Verdrehung des Beins um seine Längsachse und führt deshalb zu einer sehr unterschiedlichen Aufprallkinematik im Vergleich zu Y0. Beide Aufprallpositionen für beide Fahrzeuge sind in Abbildung 5.4 dargestellt.

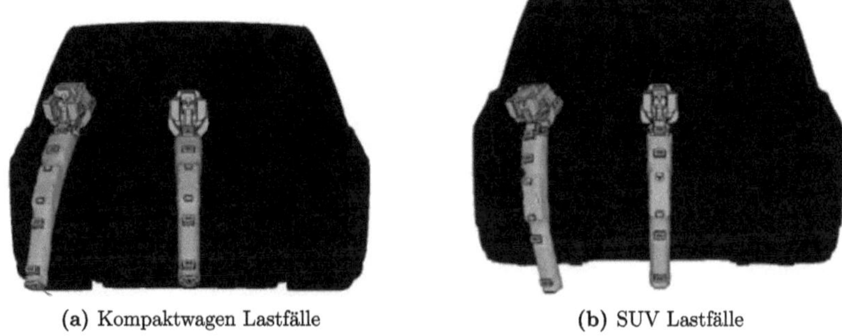

(a) Kompaktwagen Lastfälle                    (b) SUV Lastfälle

**Abbildung 5.4** Anprallkinematik (t = 20 ms) an den Testpositionen Y0 (zentral) und Y+600 (links) für (a) den Kompaktwagen und (b) den SUV

## 5.3 Ergebnisse der Sensitivitätsanalysen

Die Ergbnisse der Sensitivtätsanalysen werden analog zur Sensitivitätsanalyse in Kapitel 4 mittels Streudiagrammen dargestellt. In Kapitel 4 ist der Einfluss der Designparameter auf die Ähnlichkeit der Verschiebungskurven von Versuch zu Simulation untersucht worden. In diesem Kapitel wird jedoch der Einfluss der Designparameter auf die Maximalwerte der Verletzungskriterien untersucht.

Die Streudiagramme werden von Tabellen ergänzt, die die prozentuale Änderung der Verletzungsmaxima in Bezug auf eine 10 %ige Verringerung der Designparameter aufzeigen. Diese Aussage wird auf Basis der Steigung der Regressiongeraden in den Streudiagrammen abgeleitet und soll eine zusätzliche Übersicht über die Effektivität der Designparameter geben. Es gilt zu beachten, dass eine wünschenswerte Veränderung der Verletzungsmaxima eine Verringerung dieser ist. Deshalb wird in den nachfolgenden Tabellen eine Abnahme der Verletzungsmaxima mit einem negativen Vorzeichen und eine Zunahme mit einem positiven Vorzeichen versehen. Je höher die negative prozentuale Änderung des Verletzungswertes also ausfällt, desto besser.

### 5.3.1 Kompaktwagen an Testposition Y0

Abbildung 5.5 zeigt Streudiagramme, die die aPLI-Verletzungskriterien für die Prüfposition Y0 in Abhängigkeit der Designparameter des Kompaktwagens darstellen. Die Streudiagramme enthalten die Werte der Pearson-Korrelationskoeffizienten $r$, die die lineare Korrelation zwischen Verletzungskriterium und Designparameter messen. Zusätzlich wird die Steigung $\alpha$ für jede Regressionsgerade in die Diagramme eingefügt. Die Steigung misst die erwartete Änderung der Verletzungskriterien bei einer Erhöhung der Designparameter um eine Einheit. Die Achsen sind relativ zum ursprünglichen Design skaliert (dimensionslose Skala). Dabei entspricht ein Wert von 1,0 einem Designparameter, der dem ursprünglichen Design entspricht. Ein Wert von 1,5 bedeutet eine Erhöhung des Designparameters um 50 %, während ein Wert von 0,5 einer Verringerung um 50 % entspricht. Analog werden auch die maximalen Verletzungswerte skaliert dargestellt: Ein Wert von 1,0 entspricht dem Verletzungswert des ursprünglichen Designs, 1,5 einer Erhöhung um 50 % und 0,5 einer Verringerung um 50 %.

Das maximale Femur Biegemoment korreliert gut mit der Dicke des unteren Querträgers ($r = 0{,}784$). Außerdem korreliert das maximale Femur Biegemoment ordentlich mit der Dicke des Kühlerschutzgitters (Ksg h in Abbildung 5.5) ($r = 0{,}482$). Die Steigungen beider Parameter geben an, dass eine Verringerung der

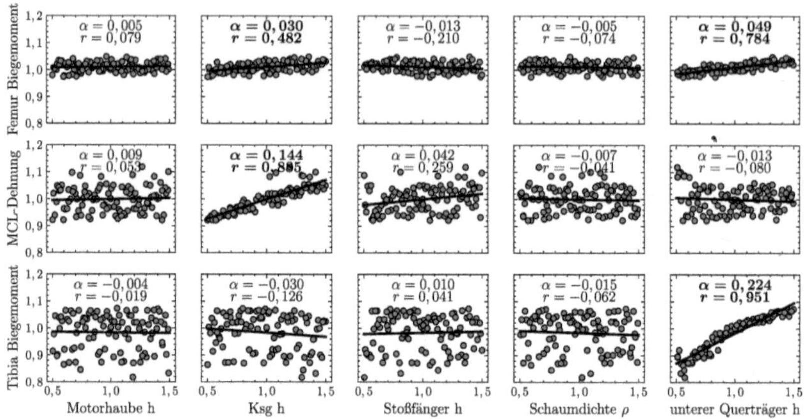

**Abbildung 5.5** Ergebnisse der Sensitivitätsanalyse für Testposition Y0 am Kompaktwagen

Dicke das maximale Femur Biegemoment reduziert ($\alpha = 0,049$ und $\alpha = 0,030$). Die anderen Designparameter korrelieren nur schwach mit dem maximalen Femur Biegemoment. Die maximale MCL-Dehnung korreliert sehr gut mit der Dicke des Kühlerschutzgitters ($r = 0,885$). Die Steigung ($\alpha = 0,144$) zeigt zusätzlich, dass eine geringere Dicke des Küherlschutzgitters zu einer geringeren MCL-Dehnung führt. Die anderen Designparameter weisen geringe Korrelationen mit der maximalen MCL-Dehnung auf. Das maximale Tibia Biegemoment offenbart eine sehr starke lineare Korrelation mit der Dicke des unteren Querträgers ($r = 0,951$). Darüber hinaus gibt die Steigung ($\alpha = 0,224$) an, dass eine geringere untere Querträgerdicke das maximale Tibia Biegemoment deutlich reduzieren kann. Die anderen Designparameter weisen eine geringe Korrelation mit dem maximalen Tibia Biegemoment auf.

Die Ergebnisse in Abbildung 5.5 zeigen jedoch auch, dass die Änderung eines Parameters zur Verbesserung eines Verletzungskriteriums aufgrund starker Streuung ein anderes Verletzungskriterium negativ beeinflussen kann. Es entstehen also Zielkonflikte, die eine genauere Betrachtung erfordern. Tabelle 5.1 enthält daher die erwarteten prozentualen Unterschiede für die Verletzungskriterien, wenn die Designparameter im Vergleich zum Ausgangszustand um 10 % gesenkt werden (ein negativer Wert aufgrund der Parametersenkung ist erwünscht). Auf diese Weise kann die Effektivität einer 10 %igen Parameterverringerung nachvollzogen werden.

Die Vorzeichen der Ergebnisse in Tabelle 5.1 zeigen, dass eine verringerte Schaumdichte $\rho$ zu ganzheitlich höheren Verletzungswerten führt, mit anderen

**Tabelle 5.1** Ergebnisse der Verletzungskriterien im Vergleich zum Ausgangszustand für eine 10 %ige Verringerung der Konstruktionsparameter an der Prüfposition Y0 des Kompaktwagens

| Verletzungs-kriterium | Motorhaube h | Ksg h | Stoßfänger h | Schaum-dichte $\rho$ | unterer Qt h |
|---|---|---|---|---|---|
| Femur Biege-moment | $-0,05\,\%$ | $\mathbf{-0,30\,\%}$ | $0,13\,\%$ | $0,05\,\%$ | $-0,49\,\%$ |
| MCL-Dehnung | $-0,09\,\%$ | $\mathbf{-1,44\,\%}$ | $-0,42\,\%$ | $0,07\,\%$ | $0,13\,\%$ |
| Tibia Biege-moment | $0,04\,\%$ | $0,30\,\%$ | $-0,10\,\%$ | $0,15\,\%$ | $\mathbf{-2,24\,\%}$ |

Worten – eine erhöhte Schaumdichte $\rho$ trägt zu einer leichten Verringerung jedes Verletzungskriteriums bei. Die Korrelation ist jedoch sehr begrenzt ($r < 0{,}075$ für die Verletzungskriterien). Bei jedem anderen Parameter besteht ein Zielkonflikt. Die reduzierte Dicke des unteren Querträgers gibt eine signifikante Verbesserung für das maximale Tibia Biegemoment ($2{,}24\,\%$) und einen ordentlichen Vorteil für das maximale Femur Biegemoment ($0{,}49\,\%$) an, erhöht aber die MCL-Dehnung um $0{,}13\,\%$. Darüber hinaus zeigt die geringere Dicke des unteren Querträgers eine sehr gute Korrelation mit dem Tibia Biegemoment ($r = 0{,}951$) und eine gute Korrelation mit dem Femur Biegemoment ($r = 0{,}784$). Die reduzierte Dicke des Kühlerschutzgitters gibt einen signifikanten Vorteil für die maximale MCL-Dehnung ($-1{,}44\,\%$) und einen ordentlichen Vorteil für das maximale Femur Biegemoment ($-0{,}30\,\%$) an. Die reduzierte Dicke des Kühlerschutzgitters zeigt jedoch ein um $0{,}30\,\%$ erhöhtes maximales Tibia Biegemoment. Insgesamt korreliert die Dicke des Kühlerschutzgitters gut mit den Ergebnissen der MCL-Dehnung ($r = 0{,}885$) und ordentlich mit dem Femur Biegemoment ($r = 0{,}482$). Die Korrelation mit dem Tibia Biegemoment ($r = -0{,}126$) ist zusätzlich sehr gering, sodass der negative Einfluss begrenzt zu sein scheint.

Zunächst sehen die erzielbaren Verbesserungen sehr gering aus. Tabelle 2.3 offenbart jedoch, dass z. B. ein Femur Biegemoment $T_U$ von 440 Nm zu null Punkten und ein Femur Biegemoment $T_L$ von 390 Nm zu vollen Punkten führt. Mit anderen Worten, eine Differenz $D$ von 12,82 % nach Gleichung 5.1 entscheidet über volle oder null Punkte

$$D = \left( \frac{T_U - T_L}{T_L} \right) \cdot 100. \tag{5.1}$$

Hierbei ist $D$ die Differenz in % zwischen der oberen Verletzungsschwelle $T_U$ (z. B. 440 Nm) und der unteren Verletzungsschwelle $T_L$ (z. B. 390 Nm). Ergänzend für die übrigen Verletzungskriterien beträgt die Differenz zwischen null und vollen Punkten für das Tibia Biegemoment 16,36 % und für die MCL-Dehnung 18,52 %.

## 5.3.2　Kompaktwagen an Testposition Y + 600

In diesem Abschnitt werden die Ergebnisse der Sensitivitätsanalyse an der Testposition Y + 600 für den Kompaktwagen vorgestellt. Analog zum vorherigen Abschnitt zeigen Streudiagramme in Abbildung 5.6 die aPLI-Verletzungskriterien in Abhängigkeit der Designparameter. Tabelle 5.2 enthält die Werte der Verletzungskriterien im Vergleich zu ihren ursprünglichen Ergebnissen für eine 10 %ige Verringerung der Designparameter. Jedes Verletzungskriterium korreliert am besten mit der Dicke der Stoßfängerabdeckung ($r = -0,536$ für das Femur, $r = 0,998$ für das MCL und $r = 0,955$ für die Tibia). Die Steigungen der Regressionsgeraden zwischen Dicke der Stoßfängerabdeckung und MCL-Dehnung und Dicke der Stoßfängerabdeckung und Tibia Biegemoment zeigen vielversprechende Werte ($\alpha = 0,231$ und $\alpha = 0,135$). Die Steigung der Regressiongerade zwischen Dicke der Stoßfängerabdeckung und dem Femur Biegemoment ist recht gering ($\alpha = -0,024$), daher scheint der Einfluss hier begrenzt zu sein. Alle anderen Designparameter weisen eine

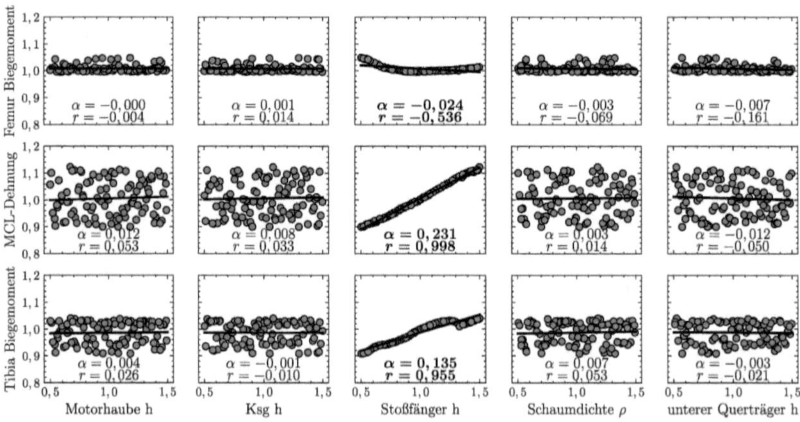

**Abbildung 5.6** Ergebnisse der Sensitivitätsanalyse für Testposition Y+600 am Kompaktwagen

**Tabelle 5.2** Ergebnisse der Verletzungskriterien im Vergleich zum Ausgangszustand für eine 10 %ige Verringerung der Konstruktionsparameter an der Prüfposition Y+600 des Kompaktwagens

| Verletzungs-kriterium | Motorhaube h | Ksg h | Stoßfänger h | Schaum-dichte $\rho$ | unterer Qt h |
|---|---|---|---|---|---|
| Femur Biege-moment | 0, 00 % | −0, 01 % | 0, 24 % | 0, 03 % | 0, 07 % |
| MCL-Dehnung | −0, 12 % | −0, 08 % | **−2, 31 %** | −0, 03 % | 0, 12 % |
| Tibia Biege-moment | −0, 04 % | 0, 01 % | **−1, 35 %** | −0, 07 % | 0, 03 % |

schlechte Korrelation mit den Verletzungskriterien auf. Die reduzierte Dicke der Stoßfängerabdeckung zeigt eine signifikante Verbesserung der maximalen MCL-Dehnung (−2,31 %) und des maximalen Tibia Biegemoments (−1,35 %). In Verbindung mit ihren Korrelationswerten ($r > 0,954$) scheint die Dicke der Stoßfängerabdeckung ein sehr einflussreicher Parameter für die aPLI-Verletzungskriterien zu sein. Die erhöhte Oberschenkelbiegung (0, 24 %), die durch die reduzierte Dicke der Stoßfängerabdeckung verursacht wird, weist jedoch eine ordentliche Korrelation ($r = -0,536$) auf und sollte daher berücksichtigt werden. Auffällig ist an dieser Stelle insbesondere ihr nichtlinearer Zusammenhang. Die anderen Designparameter geben keine signifikanten Verbesserungen der Verletzungskriterien an.

## 5.3.3  SUV an Testposition Y0

Abbildung 5.7 zeigt Streudiagramme, die die aPLI-Verletzungskriterien für die Testposition Y0 am SUV in Abhängigkeit der Designparameter darstellen. Darüber hinaus enthält Tabelle 5.3 die Werte der Verletzungskriterien im Vergleich zu ihren ursprünglichen Ergebnissen für eine 10 %ige Verringerung der Designparameter.

Die Dicke des Außenblechs der Motorhaube (Motorhaube h) korreliert gut mit der maximalen MCL-Dehnung ($r = -0,817$) und ordentlich mit dem maximalen Femur Biegemoment ($r = -0,492$). Die Steigungen für den Zusammenhang zwischen Dicke des Außenblechs der Motorhaube und MCL-Dehnung sowie zwischen Dicke des Außenblechs der Motorhaube und Femur Biegemoment sind jedoch begrenzt ($\alpha = -0,038$ und $\alpha = 0,033$). Die Dicke des Kühlerschutzgitters

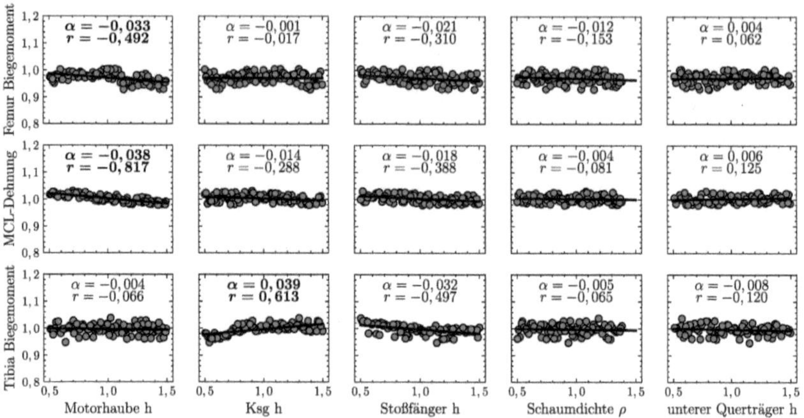


**Abbildung 5.7** Ergebnisse der Sensitivitätsanalyse für Testposition Y0 am SUV

**Tabelle 5.3** Ergebnisse der Verletzungskriterien im Vergleich zum Ausgangszustand für eine 10 %ige Verringerung der Konstruktionsparameter an der Prüfposition Y0 des SUVs

| Verletzungs-kriterium | Motorhaube h | Ksg h | Stoßfänger h | Schaum-dichte $\rho$ | unterer Qt h |
|---|---|---|---|---|---|
| Femur Biege-moment | **0, 33 %** | 0, 01 % | 0, 21 % | 0, 12 % | −0, 04 % |
| MCL-Dehnung | **0, 38 %** | 0, 14 % | 0, 18 % | 0, 04 % | −0, 06 % |
| Tibia Biege-moment | 0, 04 % | **−0, 39 %** | 0, 32 % | 0, 05 % | 0, 08 % |

korreliert gut mit dem maximalen Tibia Biegemoment ($r = 0,613$) und korreliert nicht besonders gut mit der maximalen MCL-Dehnung sowie dem Femur Biegemoment ($r = -0,288$ und $r = -0,017$). Die Dicke der Stoßfängerabdeckung zeigt eine ordentliche Korrelation mit jedem Verletzungskriterium. Außerdem deuten die Steigungen der Streudiagramme für die Dicke der Stoßfängerabdeckung darauf hin, dass eine dickere Abdeckung zu einer Verringerung der Verletzungswerte beiträgt. Die übrigen Designparameter weisen keine relevanten Korrelationen auf.

Aus den Steigungen der Regressionsgeraden lässt sich ableiten, dass eine erhöhte Dicke des Außenblechs der Motorhaube, eine erhöhte Dicke der Stoßfängerab- deckung und eine erhöhte Schaumdichte (im Kontrast zu den in Tabelle 5.3

angegebenen erhöhten Werten bei einer Verringerung der Parameter) zu insgesamt niedrigeren Verletzungswerten führen. Für diese drei Parameter gibt es keinen Zielkonflikt. Die Dicke des Außenblechs der Motorhaube führt bei einer Erhöhung um 10 % zu einer ordentlichen Verringerung des maximalen Femur Biegemoments und der maximalen MCL-Dehnung (0,33 % und 0,38 %). Darüber hinaus würde eine Erhöhung der Dicke der Stoßfängerabdeckung bei jedem Verletzungskriterium eine ordentliche Verbesserung bewirken ($< 0,18$ %). Bei der Dicke des Kühlerschutzgitters wird ein Zielkonflikt deutlich. Eine geringere Dicke des Kühlerschutzgitters führt zu einem geringeren Tibia Biegemoment ($-0,39$ %), erhöht aber auch die maximale MCL-Dehnung (0,14 %). Die anderen Designparameter geben keine signifikanten Verbesserungen für die Verletzungskriterien an.

### 5.3.4   SUV an Testposition Y + 600

Abbildung 5.8 zeigt Streudiagramme, die die aPLI-Verletzungskriterien für die Testposition Y + 600 in Abhängigkeit von den Designparametern des SUVs darstellen. Zusätzlich enthält Tabelle 5.4 die Werte der Verletzungskriterien im Vergleich zu ihren ursprünglichen Ergebnissen für eine 10 %ige Verringerung der Designparameter.

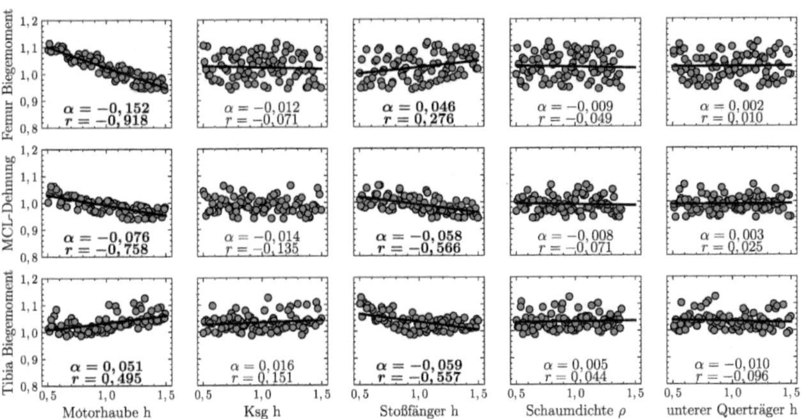

**Abbildung 5.8** Ergebnisse der Sensitivitätsanalyse für Testposition Y + 600 am SUV

**Tabelle 5.4** Ergebnisse der Verletzungskriterien im Vergleich zum Ausgangszustand für eine 10 %ige Verringerung der Konstruktionsparameter an der Prüfposition Y + 600 des SUVs

| Verletzungs-kriterium | Motorhaube h | Ksg h | Stoßfänger h | Schaum-dichte $\rho$ | unterer Qt h |
|---|---|---|---|---|---|
| Femur Biege-moment | **1, 52 %** | 0, 12 % | **−0, 46 %** | 0, 09 % | −0, 04 % |
| MCL-Dehnung | **0, 76 %** | 0, 14 % | **0, 58 %** | 0, 08 % | −0, 03 % |
| Tibia Biege-moment | **−0, 51 %** | −0, 16 % | **0, 59 %** | −0, 05 % | 0, 10 % |

Die Dicke des Außenblechs der Motorhaube (Motorhaube h) korreliert gut mit dem maximalen Femur Biegemoment ($r = 0{,}918$) und der maximalen MCL-Dehnung ($r = 0{,}758$). Die Steigungen für den Zusammenhang zwischen der Dicke des Außenblechs der Motorhaube und dem Femur Biegemoment sowie der MCL-Dehnung weisen vielversprechende Werte auf ($\alpha = -0{,}152$ und $\alpha = -0{,}076$). Eine erhöhte Dicke des Außenblechs der Motorhaube erhöht allerdings auch das Tibia Biegemoment. Mit einer Steigung von $\alpha = 0{,}051$ und einer Korrelation von $r = 0{,}495$ ist diese Erhöhung durchaus relevant und stellt somit einen Zielkonflikt dar. Die Dicke der Stoßfängerabdeckung (Stoßfänger h) korreliert mit dem maximalen Tibia Biegemoment ($r = -0{,}557$) und der maximalen MCL-Dehnung ($r = -0{,}566$). Darüber hinaus weisen die Steigungen zwischen Dicke der Stoßfängerabdeckung und Tibia Biegemoment sowie MCL-Dehnung ordentliche Werte auf ($\alpha = -0{,}059$ und $\alpha = -0{,}058$), stehen aber im Konflikt mit steigenden Femur-Werten ($\alpha = 0{,}046$). Die übrigen Designparameter weisen keine relevanten Korrelationen mit den Verletzungskriterien auf.

Aus den Steigungen der Regressionsgeraden lässt sich ableiten, dass ein um 10 % dickeres Außenblech der Motorhaube dazu beitragen kann, das maximale Femur Biegemoment und die maximale MCL-Dehnung zu verringern ($-1{,}52$ % und $-0{,}76$ %). Allerdings erhöht dieses auch das maximale Tibia Biegemoment um 0,51 %. Eine Erhöhung der Dicke der Stoßfängerabdeckung um 10 % führt zu einem geringeren maximalen Tibia Biegemoment und einer geringeren maximalen MCL-Dehnung ($-0{,}59$ % und $-0{,}58$ %), gleichzeitig aber zu einem um 0,46 % höheren maximalen Femur Biegemoment. Die übrigen Parameter haben einen begrenzten Einfluss auf die Verletzungskriterien.

## 5.4    Zusammenfassung und Diskussion

Die Sensitivitätsanalysen zeigen, dass verschiedene Parameter der Fahrzeugfront einen unterschiedlichen Einfluss auf die Verletzungskriterien beim aPLI-Beinanprall haben. Für den Kompaktwagen an der Testposition Y0 scheinen der untere Querträger (Femur und Tibia Biegemoment) und die Dicke des Kühlerschutzgitters (MCL-Dehnung) wichtig zu sein. Die Auswirkung der Dicke des unteren Querträgers entspricht vielen Studien, die in der Vergangenheit mit verschiedenen Impaktoren durchgeführt wurden, da hierzu überwiegend vergleichbare Fahrzeuge (Limousinen oder Kleinwagen) an Y0 verwendet wurden. Die Bedeutung des Schaums, die ebenfalls in vielen Studien herausgestellt wurde, ist in dieser Untersuchung jedoch vernachlässigbar. Dies könnte auf Löcher im Schaum bei Y0 zurückzuführen sein, da die Auswirkung der Schaumdichte deshalb etwas untergeht. Eine geringere Dicke des Kühlerschutzgitters trägt dazu bei, das Eindringen des Oberschenkels zu verstärken. Dies bewirkt eine geringere Biegung des Impaktors zwischen unterem Querträger und Motorhaubenvorderkante (siehe Abbildung 5.2b).

An Testposition Y + 600 des Kompaktwagens offenbart die Dicke der Stoßfängerabdeckung eine starke Korrelation mit allen Verletzungskriterien. Es zeigt sich jedoch ein Zielkonflikt, da eine dünnere Abdeckung das Tibia Biegemoment und die MCL-Dehnung reduziert, aber das Femur Biegemoment erhöht. Die Stoßfängerabdeckung macht den größten Teil der Aufprallfläche bei Y + 600 aus, sodass ihr Einfluss an dieser Aufprallposition nachvollziehbar erscheint. Die Dicke des Kühlerschutzgitters weist im Gegensatz zur Testposition Y0 keinen Einfluss auf die Verletzungskriterien auf, was verständlich erscheint, da das Gitter nur zwischen Y±300 vorhanden ist. Die Dicke des unteren Querträgers und die Dichte des Schaums tragen nicht zu geringeren Verletzungswerten bei, obwohl sie in der Prüfposition Y + 600 vorhanden sind. Dies unterstreicht die neuartigen Eigenschaften des aPLI, da die Untersuchungen mit den vorherigen Prüfkörpern einen starken Einfluss dieser Parameter vermuten ließen.

Die Analyse des SUV bei Y0 zeigt eine andere Aufprallkinematik als die des Kompaktwagens bei Y0 (siehe Abbildung 5.2 und Abbildung 5.3). Darüber hinaus scheint der obere Bereich der SUV-Front, d. h. die Dicke des Außenblechs der Motorhaube (Femur Biegemoment und MCL-Dehnung), die Dicke des Kühlerschutzgitters (Tibia Biegemoment) und die Dicke der Stoßfängerabdeckung einen größeren Einfluss zu haben als der untere Bereich des Fahrzeugs. Dies entspricht den bereits durchgeführten Studien zum aPLI, die eine sehr starke Abhängigkeit der Verletzungskriterien vom Fahrzeugtyp ergaben. Dennoch ist es bemerkenswert, dass die Dicke des unteren Querträgers und die Dichte des Schaums keine sensitiven Parameter zu sein scheinen.

Die SUV-Ergebnisse bei Y + 600 zeigen, dass die Dicke des Außenblechs der Motorhaube und die Dicke der Stoßfängerabdeckung die sensitivsten Parameter sind. Beide Komponenten nehmen den größten Teil der Aufprallfläche ein, sodass ihr Einfluss verständlich erscheint. Im Gegensatz zur SUV-Testposition Y0 weist die Dicke des Kühlerschutzgitters keinen Einfluss auf die Verletzungskriterien auf, was verständlich erscheint, da das Gitter nur zwischen Y±400 vorhanden ist. Beim Vergleich des SUV und des Kompaktwagens fällt auf, dass die empfindlichen Parameter eines niedrigeren Vorderwagens tendenziell in den unteren Bereichen des Fahrzeugs liegen, wohingegen die empfindlichen Parameter eines höheren Vorderwagens in den höheren Bereichen des Fahrzeugs liegen.

In diesem Kapitel wurden vier Sensitivitätsanalysen an zwei Testpositionen (mittig am Emblem und außermittig am Scheinwerfer) für zwei Fahrzeuge (Kompaktwagen und SUV) für den Fußgänger-Beinaufpralltest mit dem aPLI durchgeführt. Gegenstand der Untersuchung waren fünf Parameter der Fahrzeugfront, die die Hauptkomponenten darstellen. Die Parameterbereiche wurden auf ±50 % des ursprünglichen Designs festgelegt. Insgesamt werden aussagekräftige Einflüsse und Korrelationen ermittelt. Das Hauptergebnis ist, dass der Fahrzeugtyp die empfindlichen Designparameter signifikant bestimmt. Bei einem niedrigeren Fahrzeug-Vorderwagen liegen die einflussreichen Parameter tendenziell in den unteren Bereichen, bei einem höheren Fahrzeug-Vorderwagen in den oberen Bereichen. Darüber hinaus zeigt sich insbesondere bei den Y + 600 (außermittigen) Ergebnissen, dass der Einfluss einer Komponente auf die Verletzungskriterien vom Anteil der Komponente an der Beinaufprallfläche abhängt. An den zentralen Aufprallpositionen (Y0) weist die Dicke des Kühlerschutzgitters für beide Fahrzeuge einen relevanten Einfluss auf die aPLI-Verletzungskriterien auf. Die Dicke des unteren Querträgers scheint jedoch nur für den Kompaktwagen ein sensitiver Parameter zu sein. Beim SUV gewinnt die Dicke des Außenblechs der Motorhaube in beiden Aufprallpositionen an Bedeutung. Eine Erhöhung der Dicke des Außenblechs der Motorhaube zur Verringerung des Femur Biegemoments und der MCL-Dehnung könnte jedoch das Verletzungsrisiko für den Fußgängerschutz Kopfanprall (Anprallgebiet des Kinderkopfes) erhöhen. Daher wird in Kapitel 6 untersucht, inwiefern das Verletzungsrisiko für den Fußgängerschutz Kopfanprall steigt und inwiefern sich das Femur Biegemoment und die MCL-Dehnung verbessern lassen, ohne die Kopfverletzungsgefahr zu erhöhen. Außerdem wird in Kapitel 6 mithilfe eines HBM untersucht, ob eine erhöhte Verletzungsgefahr für die Hüfte durch ein dickeres Außenblech der Motorhaube entsteht. Die außermittigen Testpositionen (Y + 600) zeigen einen signifikanten Einfluss der Dicke der Stoßfängerabdeckung auf die Verletzungskriterien. Zusammenfassend lässt sich aussagen, dass die in dieser Arbeit aufgezeigten Tendenzen mit Vorsicht zu analysieren sind, da viele Zielkonflikte auftreten.

Eine Erhöhung eines Designparameters kann ein Verletzungskriterium verbessern, gleichzeitig aber ein anderes verschlechtern. Darüber hinaus sind die Ergebnisse dieser Untersuchung begrenzt, da geometrische Parameter nicht untersucht wurden. Es lassen sich jedoch Ansatzpunkte für eine optimale Steifigkeitsverteilung in Bezug auf die geometrischen Randbedingungen der derzeitigen Fahrzeugfrontdesigns ableiten.

# Untersuchung der SUV-Motorhaubenvorderkante 6

Aus den Sensitivitätsanalysen am SUV in Kapitel 5 geht hervor, dass ein dickeres Außenblech der Motorhaube zur Verringerung des maximalen Femur Biegemoments und der maximalen MCL-Dehnung beiträgt. Sowohl die zentrale Testposition Y0 als auch insbesondere die außermittige Testposition Y+600 zeigen die Tendenz, dass eine steifere Motorhaubenvorderkante die angesprochenen aPLI-Verletzungskriterien verringert. Diese Tendenz lässt sich beim Kompaktwagen nicht beobachten. Gleichzeitig stellt die SUV-Motorhaubenvorderkante ein mögliches Kopfaufprallgebiet für kleinere Fußgänger (z.B. Kinder) und ein mögliches Hüftaufprallgebiet für größere Fußgänger (z. B. 50. Perzentil-Mann) bei einer Fahrzeug-Fußgänger-Kollision dar. Für den Kopfaufprall und für den Hüftaufprall ist jedoch der allgemeine Konsens im FGS, dass eine nachgiebige Motorhaubenvorderkante benötigt wird, um die Verletzungswerte möglichst gering zu halten. Durch ein dickeres Außenblech, um die aPLI-Kriterien (Femur und MCL) zu verringern, wäre die Vorderkante der Motorhaube allerdings steifer als das Originalfahrzeug. Zusätzlich erschwerend ist, dass die Optimierung der Fahrzeugfront hinsichtlich eines bestimmten Verletzungskriteriums (beispielsweise die Verringerung des Femur Biegemoments) bei Fahrzeug-Fußgänger-Kollisionen nicht nur andere Körperregionen, wie den Kopf oder die Hüfte, betrifft, sondern auch Verletzungskriterien innerhalb der selben Körperregion erhöhen kann. [18, 92]. In diesem Kapitel wird der Zielkonflikt zwischen aPLI-, Kinderkopf- und Hüftanprall untersucht. Das Ziel des Kapitels ist es, Designparameter für eine ausgewogene Berücksichtigung dieser drei Arten von Fußgängerverletzungen (Bein, Hüfte und Kopf) zu ermitteln und mögliche

**Ergänzende Information** Die elektronische Version dieses Kapitels enthält Zusatzmaterial, auf das über folgenden Link zugegriffen werden kann https://doi.org/10.1007/978-3-658-50952-1_6.


D. Isemann, *Zur Auslegung von Fahrzeugfronten im Fußgängerschutz mit dem advanced Pedestrian Legform Impactor (aPLI)*, AutoUni – Schriftenreihe 184, https://doi.org/10.1007/978-3-658-50952-1_6

Zielkonflikte innerhalb der selben Körperregionen aufzudecken. Um den Kopfanprall zu untersuchen, wird der Kinderkopfimpaktor verwendet, weil die Motorhaubenvorderkante des verwendeten SUVs im Euro NCAP Kinderkopfimpaktor Aufprallgebiet liegt[1]. Um den Hüftanprall zu untersuchen, wird das THUMS AM50 v4.02 HBM verwendet. Es basiert analog zum aPLI auf dem 50. Perzentil-Mann. Es werden die aPLI-Verletzungskriterien für die Analyse des Beinanpralls, der HIC für die Auswertung des Kopfanpralls und die Hüftkontaktkräfte am Iliosakralgelenk, an der Schambeinfuge und am Hüftgelenk (zwischen Acetabulum und Oberschenkelkopf) verwendet. Die Methodik und Ergebnisse in diesem Kapitel basieren auf den Veröffentlichungen in [48, 49, 51].

In einer Studie von Teichmann [126] wurde ein Vergleich zwischen den Verletzungswerten am aPLI und den entsprechenden Beinverletzungswerten am HBM durchgeführt. Im Rahmen der Studie wurden die maximalen Verletzungswerte am aPLI und am HBM an den zentralen Testpositionen für 44 Fahrzeugfronten verschiedener Fahrzeugklassen verglichen. Dabei konnte eine gute Korrelation zwischen aPLI und HBM nachgewiesen werden. In einer Studie von Jani et al. [63] wurde die Auswirkung aktiver Muskeln in den Beinen des HBMs auf die MCL-Dehnung und den Biegewinkel im Knie untersucht. Die Untersuchung aktiver Muskeln zeigt, dass diese die Maximalwerte beider Kriterien für alle untersuchten Fahrzeuge verringern. Innerhalb dieses Kapitels wird allerdings ein HBM ohne aktive Muskeln verwendet, um vergleichbare Randbedingungen zur Untersuchung von Teichmann [126] zu ermöglichen.

Neben der Muskulatur hat die grundsätzliche Positionierung bzw. Haltung des HBMs einen großen Einfluss auf die Beinverletzungswerte und den Verlgeich zum aPLI. Bevor der Zielkonflikt an der SUV-Motorhaubenvorderkannte in diesem Kapitel analysiert werden kann, wird in den folgenden Abschnitten die Positionierung des Menschmodells untersucht, um einen möglichst validen Vergleich zu ermöglichen.

## 6.1   Positionierung des Menschmodells

In verschiedenen Untersuchungen an HBMs, wie z. B. [63, 122, 126], wird das Menschmodell in der JSAE-LLB Posture[2] positioniert. Diese Positionierung ist in Isshiki et al. [57] dargestellt und auf PMHS Komponenten- und Full-Scale-Tests

---

[1] Der Erwachsenenkopfimpaktor ist größer und schwerer als der Kinderkopfimpaktor und wird im Erwachsenenkopfaufprallgebiet verwendet, das für den untersuchten SUV die hinteren beiden Drittel der Motorhaube und die unteren Bereiche der Windschutzscheibe umfasst.

[2] Positionierung nach Society of Automotive Engineers of Japan (JSAE): <u>L</u>eft <u>L</u>eg <u>B</u>ack Posture (deutsch: Körperhaltung auf linkem Bein stehend und rechtem Bein 20° nach vorne

zurückzuführen, um ein möglichst biofideles HBM zu ermöglichen. Abbildung 6.1 zeigt einen statischen Vergleich der JSAE-LLB Posture des HBMs mit dem aPLI. Auf Basis dieser Körperhaltung des HBMs ist der aPLI entwickelt worden [56–59, 71].

Das ausgestreckte linke Bein, auf dem das HBM steht, bildet den Beinanteil des aPLI ab. Das rechte Bein des HBMs ist im aPLI nicht berücksichtigt, weshalb bei Menschmodellsimulationen der Zwischenbeinkontakt zur besseren Vergleichbarkeit deaktiviert wird. Die Positionen der Messstellen für die Biegemomente und die Dehnungen der Bänder im Knie entsprechen einander exakt. Diese Körperhaltung, also auch der aPLI selbst, erzeugt aufgrund des gestreckten Beins maximale Biegemomente und Bänderdehnungen – es wird also der Worst-Case in Bezug auf die Verletzungskriterien abgebildet [57, 80].

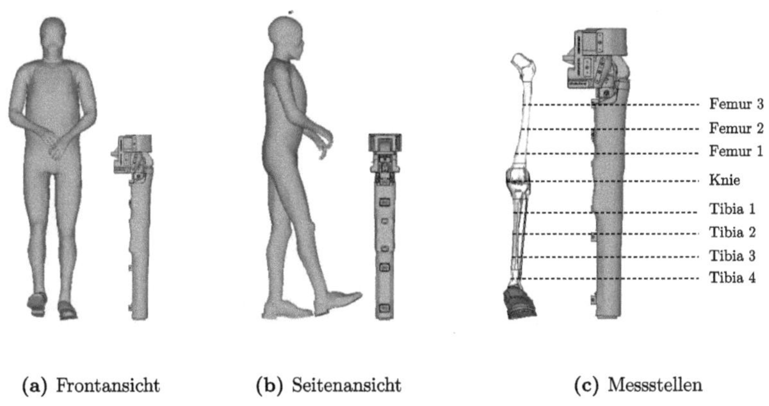


(a) Frontansicht          (b) Seitenansicht          (c) Messstellen

**Abbildung 6.1** Positionierung des Menschmodells in der JSAE-LLB Posture im Vergleich zum aPLI

Da in den weiteren Abschnitten dieses Kapitels der Zielkonflikt an der SUV-Motorhaubenvorderkante für die zentrale Testposition Y0 und die außermittige Testposition Y+600 untersucht wird (analog zu Kapitel 5), muss das HBM zum aPLI in beiden Position passen. Die Arbeit von Teichmann [126] validiert zunächst nur die zentrale Testposition Y0. In Isshiki et al. [56] wird in einem PMHS-Impaktor Vergleich gezeigt, dass insbesondere die SUV-Beinanprallkinematik durch den aPLI

---

geneigt); genormt nach ISO/TS 20458:2023 [54] und verwendet zur Ermittlung der Verletzungsrisikofunktionen und -transferfunktionen für den aPLI [55]

realistischer dargestellt wird. Diese Vergleiche beschränken sich jedoch ebenso ausschließlich auf zentrale Aufprallpositionen.

Anschließend wird in [56] anhand von FEM-Simulationen gezeigt, dass der Aufprall auf die rechte oder linke Seite eines Stoßfängers (also außermittige Prüfpositionen) einer vereinfachten Limousinenfront mit dem aPLI keine unterschiedlichen Auswirkungen auf die Dehnung des MCLs hat. SUV-Fahrzeugfronten werden hier nicht weiter betrachtet. Der Aufprall eines HBMs in der dargestellten JSAE-LLB Posture auf diese vereinfachte Limousinenfront zeigt hingegen signifikant unterschiedliche MCL-Dehnungswerte zwischen rechter und linker Anprallseite (etwa 6 mm Differenz zwischen den Maximalwerten). Um in den folgenden Untersuchungen anprallseitenunabhängige Ergebnisse mit dem HBM zu erzielen und somit einen Vergleich zum aPLI in außermittigen Prüfpositionen zu ermöglichen (für alle Fahrzeugklassen, aber insbesondere für SUVs zur Anwendung in den folgenden Abschnitten), wird die Ursache für diesen Unterschied anhand detaillierter Fahrzeugmodelle numerisch ermittelt. Dadurch soll sichergestellt werden, dass die anschließende Analyse des Zielkonflikts an der Motorhaubenvorderkante aussagekräftige und vergleichbare Ergebnisse liefert und unbekannte Einflüsse nicht zu einer Verfälschung der Ergebnisse führen.

## 6.2   Auswirkung der Anprallseite auf die MCL-Dehnung

Die nachfolgende Untersuchung der Auswirkung der Anprallseite auf die MCL-Dehnung analysiert nicht nur die HBM Positionierung zum Vergleich mit dem aPLI sondern auch die Vorgehensweise der Euro NCAP Testprozedur für den FGS Beinanprall selbst. Im aktuellen Euro NCAP VRU Testprotokoll [2] wird festgelegt, dass die Testpositionen am Fahrzeug in regelmäßigem Abstand definiert werden. Anschließend werden aber nicht alle Testpositionen separat abgeprüft sondern vielmehr einige aussagekräftige Positionen ausgewählt. Die Stichprobe der getesten Positionen wird anhand ihrer maximalen Verletzungswerte bepunktet. Die erreichte Punktzahl wird für benachbarte Testpositionen übernommen. Abschließend werden die übrigen, ungetesteten Positionen durch die Anwendung von Symmetrie (Symmetrieebene verläuft bei Y0 vom Fahrzeugboden zum Fahrzeugdach) aufgefüllt. Um diese Symmetrie anwenden zu können, ergeben sich zwei voneinander unabhängige Forderungen:

- Fahrzeugsymmetrie in Bezug auf die Symmetrieebene bei Y0 und
- symmetrische Verletzungswerte am aPLI in Bezug auf die Symmetrieebene bei Y0[3].

Zur Überprüfung der beiden Forderungen und zur Analyse der Körperhaltung des HBMs werden in diesem Kapitel 15 verschiedene Fahrzeuge aus verschiedenen Fahrzeugklassen numerisch analysiert (sieben Limousinen, ein Sportwagen und sieben SUVs).[4] Für alle Fahrzeugmodelle werden die äußersten Euro NCAP Testpositionen untersucht (symmetrischer Abstand zu Y0, beidseitig im Bereich der Scheinwerfer gelegen). Bei allen Simulationen beträgt die Aufprallgeschwindigkeit des aPLI 40 km/h und das HBM wird mit 40 km/h seitlich vom Fahrzeug getroffen. Das Bewertungsintervall für die Verletzungskriterien wird auf 60 ms festgelegt, beginnend mit dem Erstkontakt zwischen Impaktor und Fahrzeug (bzw. HBM und Fahrzeug). Bei jeder HBM-Simulation wird zuerst das linke Bein getroffen und ausgewertet. Die Dehnung des MCLs im linken Bein des HBMs wird als linearer Abstand zwischen den Ansatzpunkten der einzelnen Feder-Elemente gemessen. Diese Methode ist äquivalent zur Messung der MCL-Dehnung innerhalb des aPLI [63].

## 6.2.1  Ergebnisse

Abbildung 6.2 zeigt Streudiagramme, in denen jeder Datenpunkt den maximalen MCL-Dehnungswert eines Fahrzeugs in Bezug auf die Prüfpositionen Y- und Y+ für den aPLI bzw. das HBM darstellt (Testposition Y- befindet sich links, also auf der Fahrerseite; Y+ befindet sich rechts, also auf der Beifahrerseite). Die aPLI-Ergebnisse (Abbildung 6.2a) für jedes Fahrzeug in der Studie zeigen für die maximalen MCL-Dehnungswerte keine Abhängigkeit von der Aufprallseite. Sie zeigen vernachlässigbare Abweichungen von der Winkelhalbierenden (Linie mit Steigung = 1), was sowohl symmetrische Verletzungswerte am Impaktor als auch die Symmetrie des Fahrzeugs selbst validiert. Beide Forderungen sind somit erfüllt.

---

[3] z. B. muss eine Prüfung an Y+600, wenn nicht anders ausgewiesen, die gleichen Verletzungswerte an Y-600 erzeugen

[4] Das gesamte Kapitel analysiert den Zielkonflikt an der SUV-Motorhaubenvorderkante. Hierfür ist aber eine passende HBM-Positionierung notwendig, die für alle Fahrzeugklassen mit dem aPLI vergleichbar ist. Deshalb werden hier Fahrzeuge verschiedener Fahrzeugklassen analysiert, um eine sinnvolle HBM-Positionierung zu ermitteln, die im Anschluss zur Untersuchung der SUV-Motorhaubenvorderkante verwendet wird.

Die HBM-Ergebnisse für das Cluster Limousine und Sportwagen (Abbildung 6.2b) zeigen im Durchschnitt eine symmetrische Beziehung für die maximalen MCL-Dehnungswerte zwischen den Prüfpositionen Y+ (rechts) und Y- (links). Dennoch weisen diese Ergebnisse leichte Abweichungen zwischen den Prüfpositionen Y+ und Y- auf, ohne einem bestimmten Muster zu folgen (max. Abweichung von 3 mm). Dies stimmt mit den Ergebnissen in [56], die anhand eines vereinfachten Limousinen-Frontend-Modells erzielt wurden, grundsätzlich überein. Allerdings weisen die Abweichung in [56] sogar noch etwas höhere Werte auf (max. Abweichung von 5 mm). Die HBM-Ergebnisse für SUVs (Abbildung 6.2b) zeigen hingegen stets höhere MCL-Dehnungswerte bei Y- (links) im Vergleich zu Y+ (rechts) (jeder Wert liegt unterhalb der Winkelhalbierenden). Innerhalb des SUV-Clusters sind die MCL-Dehnungswerte an Testposition Y+ durchschnittlich um 38 % kleiner als bei Y-.

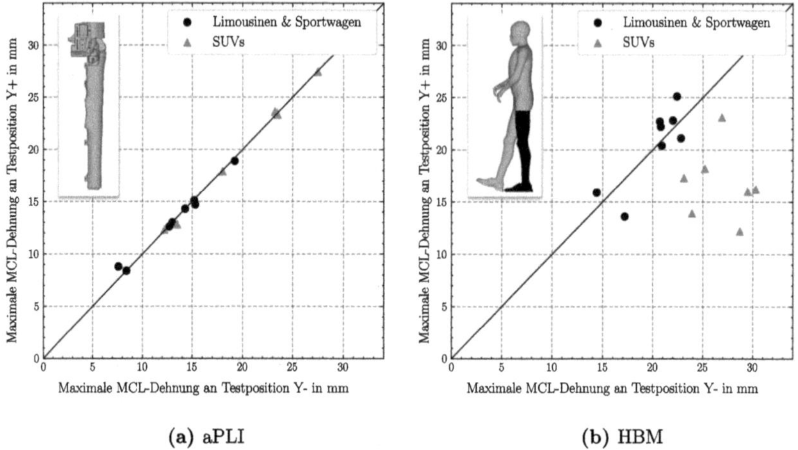

(a) aPLI                          (b) HBM

**Abbildung 6.2** Ergebnisse der maximalen MCL-Dehnungswerte aus FEM-Simulationen der detaillierten Fahrzeugmodelle an den Testpositionen Y- und Y+ unter Verwendung (a) des aPLI und (b) des HBMs

## 6.2.2  Auswertung

Die aPLI-Ergebnisse in [56] zeigen symmetrische MCL-Dehnungswerte zwischen linker und rechter Aufprallseite, was den aPLI-Ergebnissen (Abbildung 6.2a) für jedes Fahrzeug in der vorliegenden Arbeit entspricht (max. Abweichung von 1 mm). Daher scheint die vom Euro NCAP gewählte Methodik der Anwendung der Symmetrie in ihrem neuesten Prüfprotokoll für den Fußgänger-Beinanprall sinnvoll zu sein.

Die vorliegenden Ergebnisse zeigen jedoch deutlich asymmetrische MCL-Dehnungswerte beim SUV-HBM-Aufprall (Abbildung 6.2a). Dieser Unterschied wird durch die asymmetrische Haltung des HBMs verursacht, die der PMHS-Haltung ähnelt. Abbildung 6.2b zeigt die unterschiedlichen Anprallkinematiken an den Testpositionen Y- und Y+ exemplarisch für einen SUV aus der Untersuchung. Das Spielbein (rechtes Bein) induziert an Testposition Y- ein Torsionsmoment um die Längsachse des Standbeins (linkes Bein), das, im Vergleich zu Testposition Y+, zu erhöhten MCL-Dehnungswerten führt. An beiden Testpositionen wirkt also ein laterales Biegemoment, was an Testposition Y- durch das angesprochene Torsionmoment superponiert wird. Dieses Verhalten, also die Abhängigkeit der MCL-Dehungswerte von der Aufprallseite, ist am Cluster der Limousinen und des Sportwagens nicht erkennbar, was auf grundsätzlich niedrigere Fahrzeugfronten zurückzuführen ist. Niedrigere Fahrzeugfronten ermöglichen eine kürzere Fahrzeug-HBM-Interaktion, was zu einem geringeren Torsionsmoment an Y- im Vergleich zum SUV-Cluster führt. Abbildung 6.2b zeigt, dass die Torsion zum Ende des Bewertungsintervalls maximiert wird – eine kürzere Interaktion zwischen Fahrzeug und HBM führt deshalb zu geringerer Torsion. Abbildung 6.4 zeigt die grundsätzlich unterschiedlichen Anprallkinematiken am Kompaktwagen und am SUV sowie insbesondere die kürzere HBM-Kompaktwagen-Interaktion (Abbildung 6.3).

Auf dieser Grundlage wird untersucht, ob mit einer neutraleren Haltung des Spielbeins (rechtes Bein) eine geringere Abhängigkeit der Anprallseite, insbesondere beim SUV-Cluster, erzeugt werden kann. Hierzu wird die vorhandene Untersuchung mit der 20 % Gangposition aus [130], anstatt der JSAE-LLB Posture, wiederholt. Durch die Verwendung einer Körperhaltung, die ebenfalls den Worst-Case[5] eines realistischen Gangzyklus abbildet, wird ein zusätzlicher Vergleich zu einem realeren Unfallgeschehen möglich. Abbildung 6.5 zeigt die Ergebnisse der Untersuchung für die 20 % Gangposition aus [130] unter Verwendung der Randbedingungen, die zu Abbildung 6.2 geführt haben.

---

[5] Worst-Case eines realistischen Gangzyklus, weil das angefahrene und ausgewertet linke Bein des HBMs durchgestreckt ist

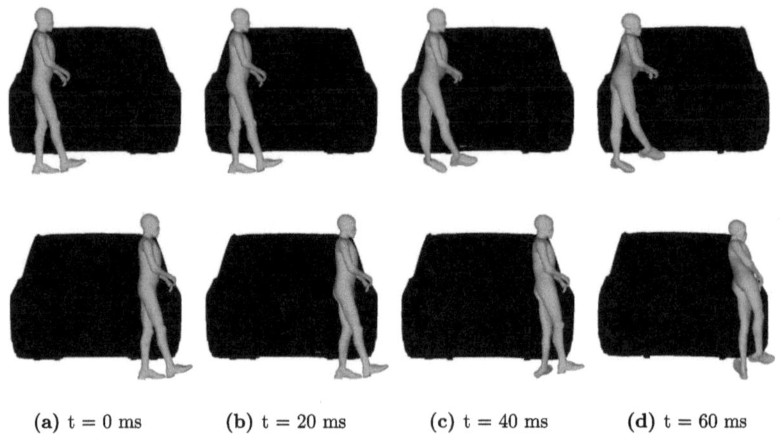

(a) t = 0 ms    (b) t = 20 ms    (c) t = 40 ms    (d) t = 60 ms

**Abbildung 6.3** Vergleich der Anprallkinematik des HBMs an einem SUV für die beiden Prüfpositionen Y+ (oben) und Y- (unten)

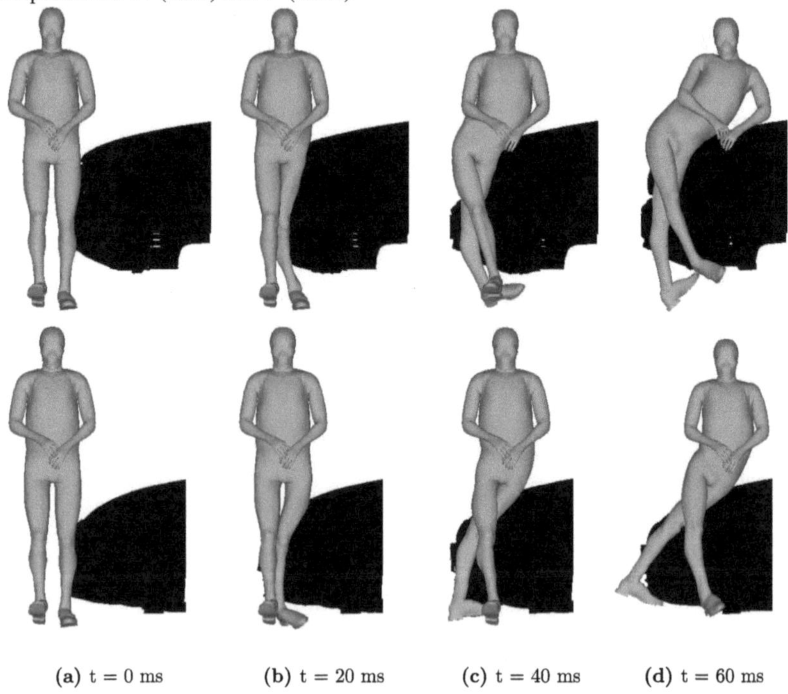

(a) t = 0 ms    (b) t = 20 ms    (c) t = 40 ms    (d) t = 60 ms

**Abbildung 6.4** Vergleich der Anprallkinematik des HBMs zwischen SUV (oben) und Kompaktwagen (unten) an der Testposition Y-

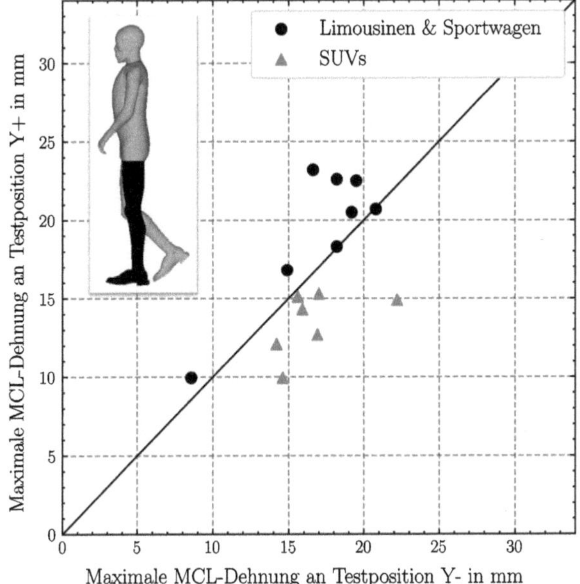



**Abbildung 6.5** Ergebnisse der maximalen MCL-Dehnungswerte aus FEM-Simulationen der detaillierten Fahrzeugmodelle an den Testpositionen Y- und Y+ unter Verwendung des HBMs in der 20 % Gangposition aus [130]

Das Limousinen- und Sportwagen-Cluster zeigt im Vergleich zu Abbildung 6.2 im Mittel vergleichbare Ergebnisse. Die maximalen MCL-Dehnungswerte liegen überwiegend zwischen 18 mm und 23 mm. Auffällig ist, dass mit der JSAE-LLB Posture in Abbildung 6.2 die Anprallseite mit der höheren MCL-Dehnung keinem Muster folgt, wohingegen in Abbildung 6.5 die höhere MCL-Dehnung für Limousinen und den Sportwagen immer auf der Testposition Y+ (aus Fahrersicht rechts) liegt (alle Werte liegen über der Winkelhalbierenden). Die Abstände der Datenpunkte zur Winkelhalbierenden haben sich für das Limousinen- und Sportwagen-Cluster von max. 3 mm zu max. 4 mm erhöht. Zusätzlich zeigt sich ein Ausreißer mit 6 mm Differenz zwischen Testposition Y+ und Y-.

Besonders hervorzuheben ist, dass die 20 % Gangposition einen erheblichen Einfluss auf die Reduzierung der MCL-Dehnung an Testposition Y- (aus Fahrersicht links) für das SUV-Cluster hat. Zwar liegen weiterhin die höheren MCL-Dehnungen an Testposition Y- für alle SUVs (alle Werte liegen unterhalb der Winkelhalbierenden). Der Unterschied von Tesposition Y+ zu Testposition Y- hat sich von durchschnittlich 38 % kleineren Werten an Y+ zu 19 % kleineren Werten an Y+ halbiert. Zurückzuführen ist dies auf die Verringerung des Torsionsmoments im angefahrenen Bein, das durch die Haltung des Spielbeins (rechtes Bein) maßgeblich beeinflusst wird. Insgesamt zeigt die 20 % Gangposition eine symmetrischere Bewertung der betrachteten Verletzungskriterien an SUVs als die JSAE-LLB Posture. Hierdurch verbessert sich die Vergleichbarkeit zum nachweislich symmetrischen aPLI deutlich. Zusätzlich stellt die 20 % Gangposition eine realistische Körperhaltung dar. Für die Untersuchung des Zielkonflikts an der SUV-Motorhaubenvorderkante in den folgenden Abschnitten wird deshalb die 20 % Gangposition verwendet.

## 6.3  Aufteilung der Motorhaubenvorderkante in horizontale und vertikale Steifigkeitskomponenten

Die folgenden Abschnitte behandeln den Zielkonflikt zwischen Kopf-, Hüft- und Beinverletzungswerten an der SUV-Motorhaubenvorderkante. Das HBM wird für die Berechnung der Bein- und Hüftverletzungswerte in der 20 % Gangposition positioniert, um mit dem aPLI vergleichbar zu sein. Zunächst wird die Steifigkeit der Motorhaubenvorderkante in ihre horizontale und vertikale Komponente zerlegt, um zu analysieren, welcher Lastfall von welcher Steifigkeitskomponente beeinflusst wird. Die Motorhaubenvorderkante besteht aus Außenblech, Innenblech und Einlegeteil. Abbildung 6.6 zeigt die aPLI-Aufprallkinematik für die Basiskonfiguration des SUVs aus Kapitel 5, wodurch abgeleitet wird, welche Bauteile überwiegend die vertikale oder horizontale Steifigkeit bestimmen. Hierdurch werden die Designparameter für die anschließenden Sensitivitätsanalysen definiert. Abbildung 6.6 zeigt, dass die Motorhaube vom SUBP des aPLI getroffen wird. Das Innenblech (magenta) und der vordere Teil des Einlegeteils (grün) beeinflussen die horizontale Steifigkeit, während das Außenblech (blau) hauptsächlich die vertikale Steifigkeit beeinflusst. Insgesamt ist die Motorhaubenvorderkante für diesen SUV in horizontaler Richtung steif und in vertikaler Richtung verformbar. Die Variation der Dicke des Außenblechs ist daher der gewählte Parameter zur Untersuchung der vertikalen Steifigkeit.

Um die horizontale Steifigkeit zu untersuchen, würden sowohl das Einlegeteil als auch das Innenblech (als Lager für das Einlegeteil) auch die vertikale Steifigkeit beeinflussen. Deshalb werden im vorderen Bereich zwischen dem Außen- und dem Innenblech Rippen in einem konstanten Abstand von 10 cm über die Fahrzeugbreite eingesetzt, was in Abbildung 6.7 dargestellt ist. Die Rippendicke ist der gewählte Parameter, um eine erhöhte horizontale Steifigkeit zu untersu-

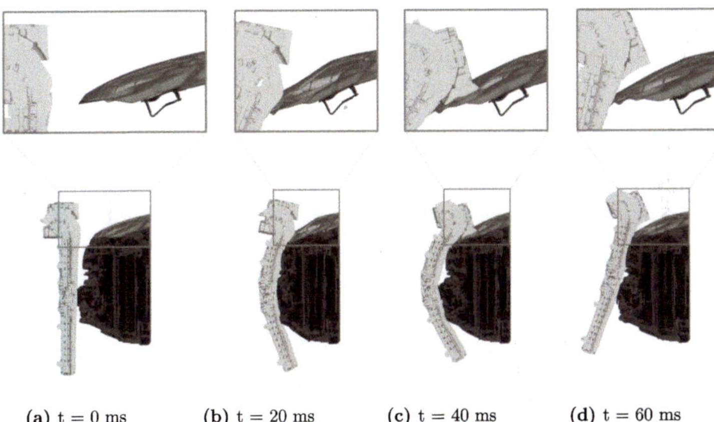

(a) t = 0 ms          (b) t = 20 ms          (c) t = 40 ms          (d) t = 60 ms

**Abbildung 6.6** APLI-Anprallkinematik an Prüfposition Y0 des SUVs im Vollschnitt (untere Reihe) mit Schwerpunkt auf dem Deformationsverhalten des Außenblechs der Motorhaube (blau), des Einlegeteils (grün) und des Innenblechs (magenta) (obere Reihe)

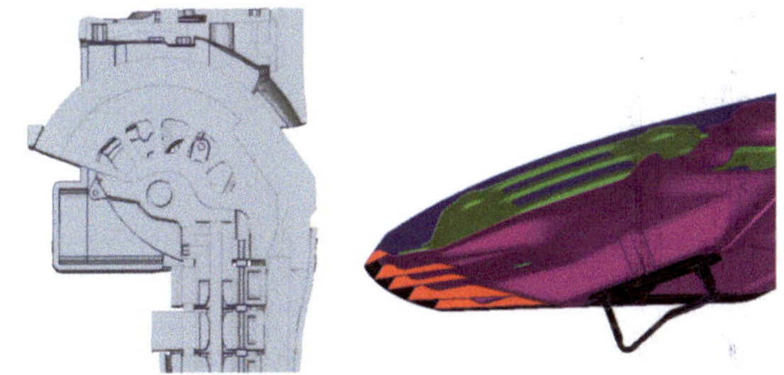

**Abbildung 6.7** Rippen (rot) zwischen Außen- und Innenblech (Vollschnitt bei Y0)

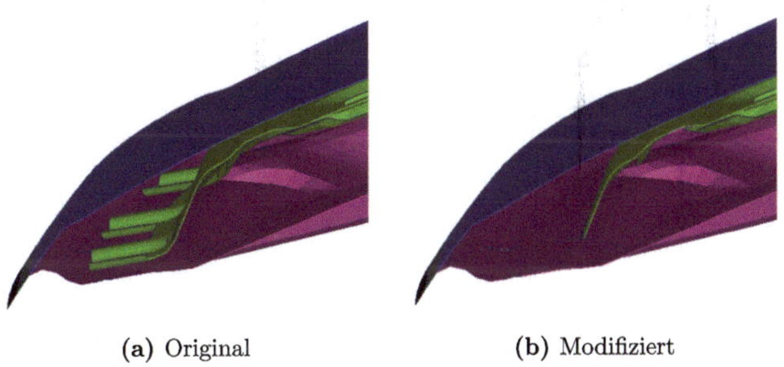

(a) Original                              (b) Modifiziert

**Abbildung 6.8** Vergleich des originalen Einlegeteils (a) und des modifizierten Einlegeteils (b) zwischen Außen- und Innenblech (Vollschnitt bei Y0)

chen. Um eine geringere horizontale Steifigkeit zu untersuchen, wird der vordere Bereich des Einlegeteils, der parallel zum Innenblech positioniert war, modifiziert. Abbildung 6.8 veranschaulicht diese Änderung. Um die horizontal weichere Motorhaubenvorderkante zu analysieren, werden die Verletzungswerte basierend auf dem modifizierten Einlegeteil mit den Verletzungswerten der originalen Fahrzeugkonfiguration verglichen.

Im Gegensatz dazu erfolgen die übrigen Untersuchungen (Variation der vertikalen Steifigkeit und die erhöhte horizontale Steifigkeit) iterativ, wobei die Steifigkeiten schrittweise erhöht bzw. verringert werden. Zur Bewertung der Parametereinflüsse auf die Verletzungskriterien wird die lineare Regression verwendet, um den Pearson-Korrelationskoeffizienten $r$ und die Steigung $\alpha$ der Regressionsgeraden zu bestimmen. Hierdurch wird eine optimale Konfiguration der Motorhaubenvorderkante ermittelt. Diese Konfiguration wird abschließend mithilfe von Konturdiagrammen analysiert, um eine kombinierte Variation der vertikalen Steifigkeit (Variation der Dicke des Außenblechs um $\pm$ 50 %) und der Testhöhe auf die Verletzungskriterien des aPLI und des HBMs zu untersuchen. Hierdurch wird versucht, unterschiedliche Fahrzeuggrößen zu berücksichtigen und den positiven Effekt der steiferen Motorhaubenvorderkante aus Kapitel 5 umfassend zu bewerten. Analog zu Kapitel 5 werden die Testpositionen Y0 und Y+600 analysiert (der Kinderkopfimpaktor wird ebenfalls auf die Motorhaubenvorderkante an Y0 und Y+600 geschossen).

## 6.4    Ergebnisse

### 6.4.1    Variation der vertikalen Steifigkeit an Testposition Y0

Die Ergebnisse des aPLI, des HBMs und des Kinderkopfimpaktors für die Modifikation der vertikalen Motorhaubenvorderkantensteifigkeit (Variation der Dicke des Außenblechs) am SUV für Prüfposition Y0 sind in Abbildung 6.9 und Abbildung 6.10 dargestellt. Abbildung 6.9 präsentiert die Resultate der Bein- und Kopfmessungen, während Abbildung 6.10 die Resultate der HBM-Hüftmessungen darstellt. Eine steifere Motorhaube in vertikaler Richtung (Erhöhung der Dicke des Außenblechs) führt zu geringeren Verletzungswerten für den aPLI und das angeschlagene Bein des HBMs. Insbesondere das maximale HBM-Femur Biegemoment wird deutlich verringert. Die HIC-Werte hingegen zeigen eine signifikante Zunahme, sobald die äußere Blechdicke der Motorhaube (Motorhaube h) das 1,2-Fache ihres ursprünglichen Wertes überschreitet.

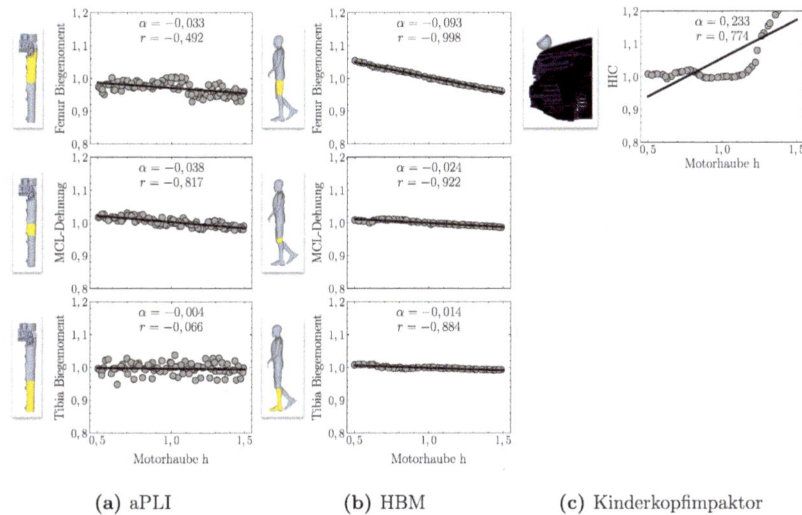

(a) aPLI  (b) HBM  (c) Kinderkopfimpaktor

**Abbildung 6.9** Normalisierte maximale Verletzungswerte für (a) den aPLI, (b) das HBM-Bein und (c) den Kinderkopfimpaktor (HIC) an der Prüfposition Y0 für den SUV bei Variation der Dicke des Außenblechs der Motorhaube

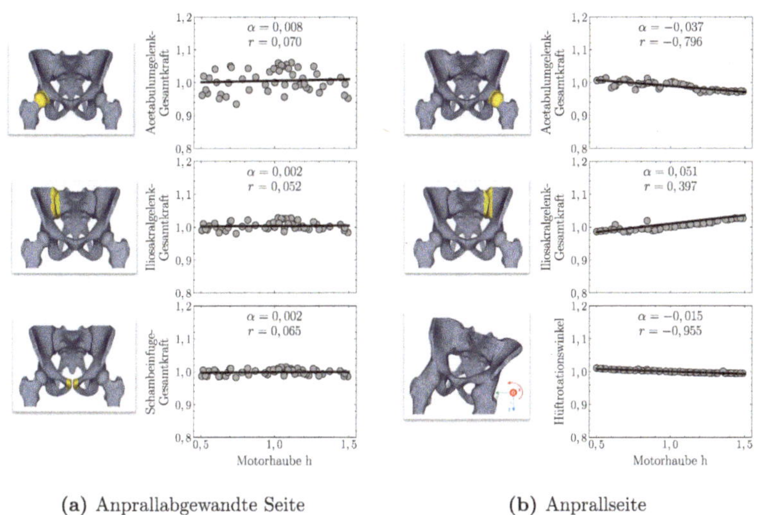

(a) Anprallabgewandte Seite  (b) Anprallseite

**Abbildung 6.10** Normalisierte maximale Hüftmesswerte an Prüfposition Y0 für den SUV unter Variation der Dicke des Außenblechs der Motorhaube

Eine vertikal steifere Motorhaubenvorderkante bewirkt eine verringerte linke Acetabulumgelenk-Gesamtkraft (Anprallseite) und eine erhöhte linke Iliosakralgelenk-Gesamtkraft (Anprallseite) mit ordentlicher Korrelation und aussagekräftigen Steigungen ($r > |0,39|$ und $\alpha > |0,03|$). Die Gesamtkräfte des Acetabulumgelenks und des Iliosakralgelenks auf der anprallabgewandten Seite sowie die Gesamtkraft der Schambeinfuge werden vernachlässigbar beeinflusst ($r \leq 0,07$ und $\alpha < 0,01$). Die Rotation der Hüfte um die Sagittalachse (x-Achse in Abbildung 6.10) nimmt mit zunehmender Dicke des Außenblechs ab.

## 6.4.2  Variation der vertikalen Steifigkeit an Testposition Y+600

Die Ergebnisse des aPLI, HBMs und Kinderkopfimpaktors für die Änderung der vertikalen Motorhaubenvorderkantensteifigkeit (Variation der Dicke des Außenblechs) am SUV für Prüfposition Y+600 sind in Abbildung 6.11 und Abbildung 6.12 dargestellt. Abbildung 6.11 präsentiert die Resultate der Bein- und Kopfmessungen, während Abbildung 6.12 die Resultate der HBM-Hüftmessungen darstellt. Eine steifere Motorhaube in vertikaler Richtung führt beim aPLI zu einem deutlich geringeren Femur Biegemoment und einer geringeren MCL-Dehnung ($r > |0,75|$ und $\alpha > |0,07|$). Die Ergebnisse zeigen jedoch auch gegenteilige Tendenzen für das Femur Biegemoment und die MCL-Dehnung des HBMs. Darüber hinaus führt eine dickere Motorhaube zu einem Anstieg des maximalen Tibia Biegemoments des aPLI und zu einem erhöhten HIC für den Kinderkopfimpaktor.

Eine vertikal steifere Motorhaubenvoderkante erhöht die Gesamtkräfte der Anprallseite im Hüftbereich ($r > 0,5$ und $\alpha > 0,019$). Die Messwerte an der anprallabgewandten Seite und der Schambeinfuge bleiben unverändert. Auch hier nimmt die Hüftrotation mit zunehmender Dicke des Außenblechs der Motorhaube ab.

## 6.4.3  Variation der horizontalen Steifigkeit

Abbildung 6.13 zeigt den Einfluss der zusätzlichen Rippen an der Motorhaubenvorderkante zwischen Außen- und Innenblech für beide Prüfpositionen. Die hinzugefügten Rippen haben vernachlässigbare Auswirkungen auf die Verletzungswerte. Eine steifere Motorhaubenvorderkante in horizontaler Richtung wird daher nicht weiter untersucht.

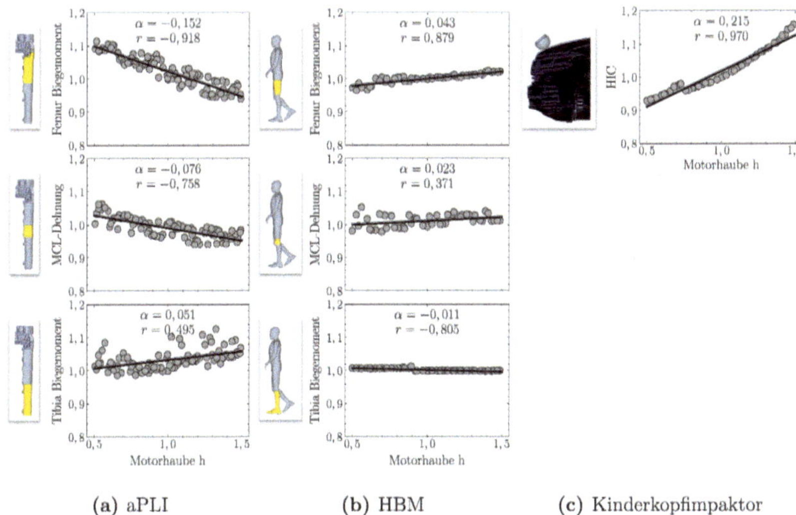

(a) aPLI          (b) HBM          (c) Kinderkopfimpaktor

**Abbildung 6.11** Normalisierte maximale Verletzungswerte für (a) den aPLI, (b) das HBM-Bein und (c) den Kinderkopfimpaktor (HIC) an der Prüfposition Y+600 für den SUV bei Variation der Dicke des Außenblechs der Motorhaube

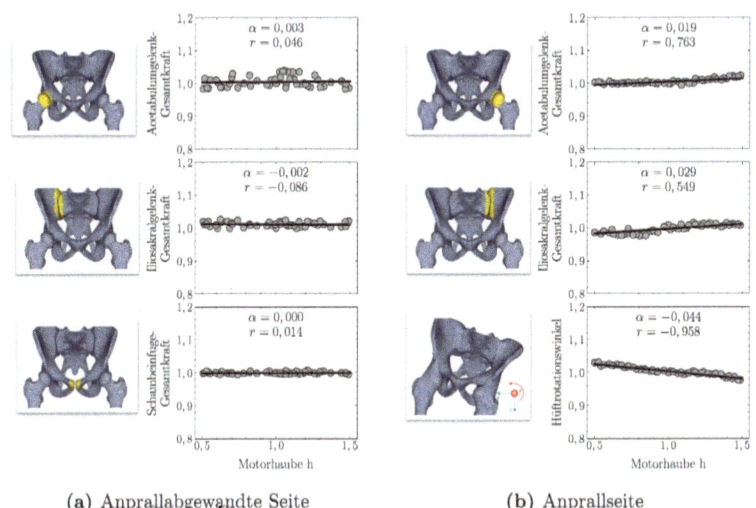

(a) Anprallabgewandte Seite          (b) Anprallseite

**Abbildung 6.12** Normalisierte maximale Hüftmesswerte an Prüfposition Y+600 für den SUV unter Variation der Dicke des Außenblechs der Motorhaube

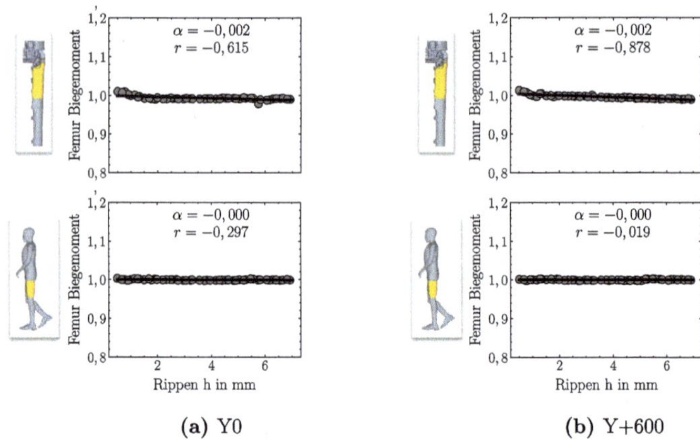


**Abbildung 6.13** Normalisierte maximale Femur Biegemomente für aPLI und HBM an den Prüfpositionen (a) Y0 und (b) Y+600 bei Variation der Rippendicke zwischen Außen- und Innenblech

Die Ergebnisse einer horizontal schwächeren Motorhaubenvorderkante aufgrund des veränderten Einlegeteils sind in Abbildung 6.14 dargestellt. Die Änderungen der Verletzungswerte in den Abbildungen 6.14a und 6.14b aufgrund des modifizierten Einlegeteils (Abbildung 6.8b) basieren auf den in Abbildung 6.8a dargestellten Verletzungswerten mit dem ursprünglichen Einlegeteil (normiert auf 1,0). Die reduzierte horizontale Steifigkeit der Motorhaubenvorderkante durch das modifizierte Einlegeteil führt zu einem deutlich reduzierten HIC-Wert (–23 %) und reduzierten aPLI-Verletzungswerten (–7 % Femur Biegemoment, –4 % MCL-Dehnung und – 4 % Tibia Biegemoment gegenüber den Originalwerten) an Prüfposition Y0. Gleichzeitig steigen jedoch die Werte für Femur, MCL und Tibia beim HBM an (+4 % Femur Biegemoment, +3 % MCL-Dehnung und +1 % Tibia Biegemoment). Durch die Modifikation ist eine horizontale Intrusion des Femurs sowohl im HBM als auch im aPLI möglich. Aufgrund der höheren Masse des HBM-Femurs ist die Intrusion stärker ausgeprägt, wobei es zu einer erhöhten Biegebeanspruchung kommt.

An Prüfposition Y+600 nimmt das Tibia Biegemoment des aPLI um 4 % ab, während die anderen aPLI-Verletzungskennwerte unverändert bleiben (Änderung < 1 %). Das Biegemoment des HBM-Femurs und des HBM-Tibias verringert sich ebenfalls (–3 % bzw. –4 %). Diese einheitliche Reduktion der Werte bei aPLI und HBM an Y+600 ist auf eine geringe Intrusion zurückzuführen, die für aPLI und HBM vergleichbar ausfällt. Diese geringe Intrusion tritt auf, da sowohl aPLI als auch HBM durch die Fahrzeugkontur nach außen bewegt und rotiert werden. An

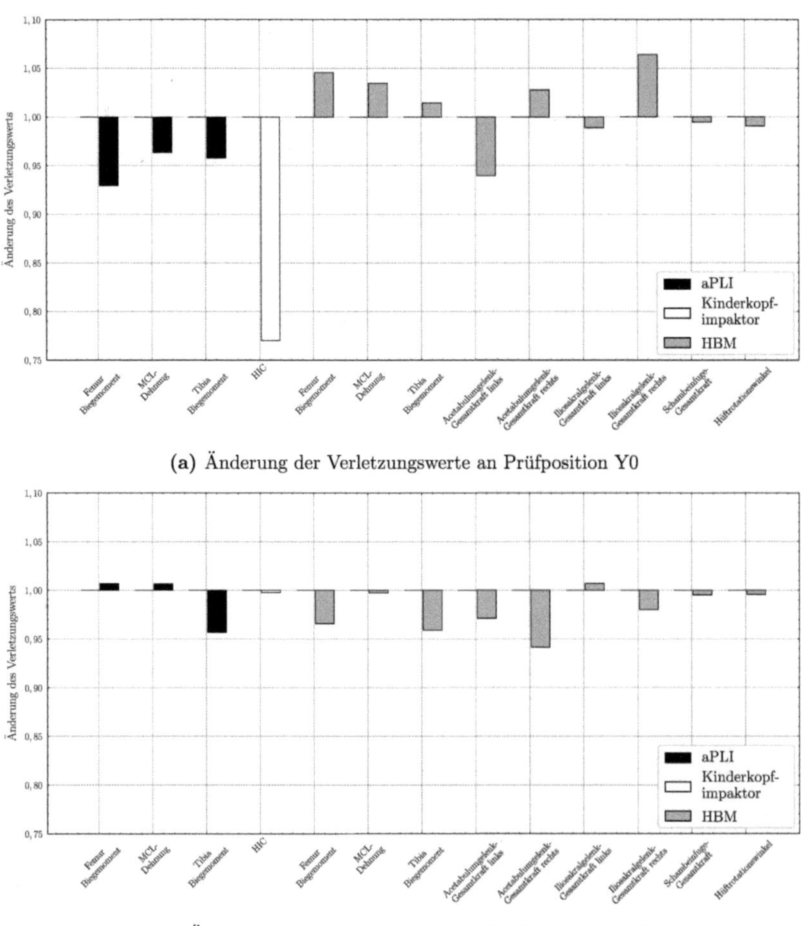

(a) Änderung der Verletzungswerte an Prüfposition Y0

(b) Änderung der Verletzungswerte an Prüfposition Y+600

**Abbildung 6.14** Veränderung der maximalen Verletzungswerte aufgrund des modifizierten Einlegeteils im Vergleich zum ursprünglichen Einlegeteil an Prüfposition Y0 (a) und Prüfposition Y+600 (b)

Position Y0 hingegen erfolgt aufgrund der Fahrzeugkontur keine solche Bewegung oder Rotation, weshalb das HBM aufgrund seiner größeren Masse deutlich weiter intrudiert als der aPLI.

Die Werte der Hüftverletzungskriterien nehmen für die Anprallseite (in Abbildung 6.14 mit links gekennzeichnet) ab und nehmen für die anprallabgewandte Seite (in Abbildung 6.14 mit rechts gekennzeichnet) an Prüfposition Y0 zu. An Prüfposition Y+600 werden eher verringerte Ergebnisse gezeigt. Bei den Hüftwerten (Acetabulumgelenk, Iliosakralgelenk und Schambeinfuge) ist die Acetabulumgelenk-Gesamtkraft links (Anprallseite) an beiden Prüfpositionen die mit Abstand höchste, gemessene Kraft (etwa fünfmal höher als die Gesamtkräfte von Iliosakralgelenk und Schambeinfuge). Diese wird für beide Prüfpositionen deutlich verringert (–6 % an Y0 und –3 % an Y+600).

Da die Modifikation die aPLI-, HIC- und HBM-Gesamtkräfte (insbesondere Acetabulumgelenk-Gesamtkräfte) reduziert, wird sie als erfolgreich betrachtet und als Basis für die Untersuchung der vertikalen Steifigkeit und der Variation der Schusshöhe verwendet. Nichtsdestotrotz ist die Gestaltung der SUV -Motorhaubenvorderkante sehr stark vom Designkonzept abhängig und muss sorgfältig durchgeführt werden.


### 6.4.4  Variation der vertikalen Steifigkeit und der Schusshöhe an Testposition Y0

In diesem Abschnitt wird untersucht, wie stark der Einfluss der Höhe der Motorhaubenvorderkante auf die Verletzungsmesswerte ist und wie weit die in Kapitel 5 aufgezeigte Tendenz zur Verwendung einer vertikal steiferen Motorhaube gültig ist. Abbildung 6.15 enthält Konturdiagramme der relevanten aPLI- und HBM-Verletzungskriterien an Prüfposition Y0 für die Variation der vertikalen Steifigkeit und der Schusshöhe für die horizontal weichere Motorhaubenvorderkante. Die Konturdiagramme aller Verletzungskriterien des aPLI und des HBMs für Prüfposition Y0 sind in Anhang C zu finden (Abbildung C.1–C.4).

Das aPLI-Femur Biegemoment (Abbildung 6.15a) erreicht seinen Maximalwert bei 780 mm Motorhaubenvorderkantenhöhe und das HBM-Femur Biegemoment (Abbildung 6.15b) bei 1050 mm. Das HBM-Femur Biegemoment zeigt einen entgegengesetzten Trend zum aPLI-Femur Biegemoment, da es unterhalb von 800 mm und oberhalb von 900 mm Höhe der Motorhaubenvorderkante über Boden schrittweise zunimmt, während das aPLI-Femur Biegemoment unterhalb von 800 mm und oberhalb von 900 mm Höhe schrittweise abnimmt. Zurückzuführen sind die gegenläufigen Tendenzen auf den Unterschied zwischen Oberkörper des HBMs und

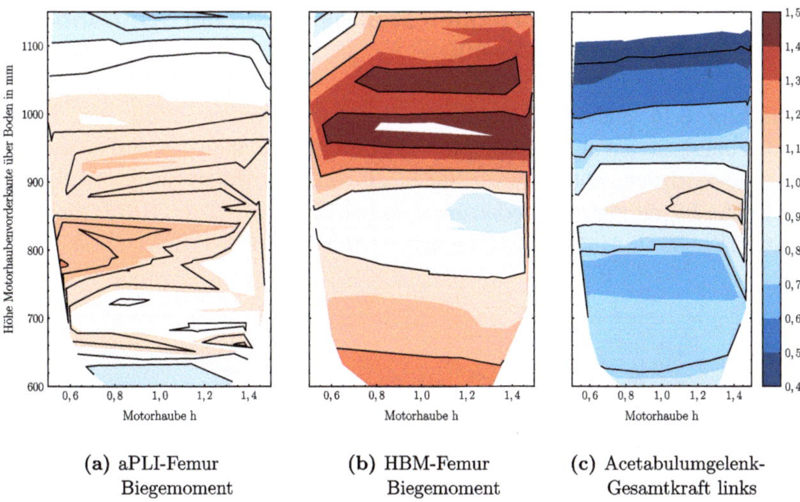

(a) aPLI-Femur
Biegemoment

(b) HBM-Femur
Biegemoment

(c) Acetabulumgelenk-
Gesamtkraft links

**Abbildung 6.15** Normalisierte maximale Verletzungswerte an Prüfposition Y0 bei Variation der Dicke des Außenblechs der Motorhaube und der Schusshöhe des Impaktors bzw. HBMs (umgerechnet in Höhe der Motorhaubenvorderkante über dem Boden)

SUBP des aPLI. Für Motorhaubenvorderkanten, die sich mehr als 900 mm über dem Boden befinden, wird der SUBP des aPLI aufgrund seiner geringeren Größe direkt vom Fahrzeug zurückgefedert und induziert keine Biegemomente in den Femur des aPLI, während sich der Oberkörper des HBMs trotzdem über die Motorhaube biegt und hierdurch Biegemomente in den Femur des HBMs induziert. Für Motorhaubenvorderkanten, die sich weniger als 800 mm über dem Boden befinden, bewirkt das geringere Gewicht und die geringere Höhe des SUBP des aPLI eine geringere Biegung über die Motorhaubenvorderkante im Vergleich zum HBM. Ein dickeres Außenblech der Motorhaube verringert das aPLI-Femur Biegemoment auf der kritischen Höhe von 780 mm. Ein dickeres oder dünneres Außenblech der Motorhaube reduziert außerdem das maximale HBM-Femur Biegemoment auf der kritischen Höhe von 1050 mm.

Die auf der Anprallseite gemessene Acetabulumgelenk-Gesamtkraft erreicht ihren Maximalwert bei einer Höhe von 850 mm. Ein dickeres Außenblech scheint diese Kraft bei der kritischen Höhe von 850 mm zu erhöhen. Bei allen anderen Höhen scheint der Einfluss der Dicke des Außenblechs der Motorhaube vernachlässigbar.

### 6.4.5   Variation der vertikalen Steifigkeit und der Schusshöhe an Testposition Y+600

Abbildung 6.16 enthält Konturdiagramme der relevanten aPLI- und HBM -Verletzungskriterien an Prüfposition Y+600 für die Variation der vertikalen Steifigkeit und der Schusshöhe für die horizontal weichere Motorhaubenvorderkante. Die Konturdiagramme aller Verletzungskriterien des aPLI und des HBMs für Prüfposition Y+600 sind in Anhang C zu finden (Abbildung C.5–C.8).

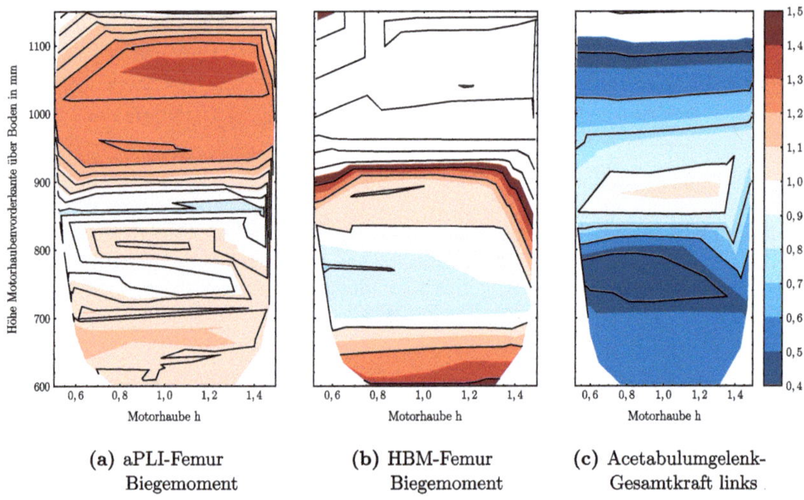

(a) aPLI-Femur Biegemoment     (b) HBM-Femur Biegemoment     (c) Acetabulumgelenk-Gesamtkraft links

**Abbildung 6.16** Normalisierte maximale Verletzungswerte an Prüfposition Y0 bei Variation der Dicke des Außenblechs der Motorhaube und der Schusshöhe des Impaktors bzw. HBMs (umgerechnet in Höhe der Motorhaubenvorderkante über dem Boden)

Das aPLI-Femur Biegemoment (Abbildung 6.16a) erreicht seinen Maximalwert bei 1050 mm und hat ein weiteres lokales Maximum bei 650 mm Höhe der Motorhaubenvorderkante über Boden. Das HBM-Femur Biegemoment (Abbildung 6.16b) erreicht seinen Maximalwert bei 900 mm und bei 600 mm Höhe. Ein dickeres Außenblech der Motorhaube verringert das aPLI-Femur Biegemoment bei diesen kritischen Höhen. Für das HBM-Femur Biegemoment scheint die Dicke des Außenblechs der Motorhaube vernachlässigbar zu sein. Die auf der Anprallseite gemessene Acetabulumgelenk-Gesamtkraft erreicht bei einer Höhe von 880 mm ihren Maximalwert. Ein dickeres oder dünneres Außenblech der Motorhaube verringert die

Kraft bei dieser kritischen Höhe von 880 mm. Bei allen anderen Höhen der Motorhaubenvorderkante über Boden scheint der Einfluss der Dicke des Außenblechs vernachlässigbar zu sein.

## 6.5  Zusammenfassung und Diskussion

Die Verringerung des Verletzungsrisikos für die unteren Extremitäten unter Berücksichtigung des Verletzungsrisikos für die Hüfte und den Kopf ist eine notwendige Aufgabe im Bereich der Fahrzeugsicherheit insbesondere für größere Fahrzeugen, da hier ein möglicher Zielkonflikt besteht. Die Zusammenhänge zwischen den Parametern der Fahrzeugfront und den verschiedenen Verletzungskritierien sind jedoch weitgehend unbekannt. Daher wurde in diesem Kapitel die Motorhaubenvorderkante eines einzelnen SUVs für die aPLI-Verletzungskriterien, die Hüftkontaktkräfte mit dem HBM und den HIC mit dem Kinderkopfimpaktor untersucht.

Die Variation der vertikalen Steifigkeit der Motorhaubenvorderkante (Variation der Dicke des Außenblechs der Motorhaube) zeigt, dass das aPLI-Femur Biegemoment und die MCL-Dehnung an beiden Prüfpositionen (Y0 und Y+600) mit einer vertikal steiferen Motorhaube abnehmen (einstellige Prozentwerte). Das HBM bestätigt diesen Trend an Prüfposition Y0. An Prüfposition Y+600 absorbiert der SUBP des aPLI jedoch mehr Formänderungsenergie als das Becken des HBMs. Abbildung 6.17 zeigt diese größere Verformung der Motorhaubenvorderkante. Durch die Erhöhung der vertikalen Steifigkeit wird die Intrusion des SUBP verringert, was die Biegung im Beinteil des aPLI reduziert. Dieser Trend an der Prüfposition Y+600 (signifikante Verringerung der aPLI-Verletzungswerte durch eine vertikal steifere Motorhaubenvorderkante), der in Abbildung 6.11 dargestellt ist, ist das Ergebnis einer überhöhten, nicht-biofidelen Rotation des SUBP, der mehr Formänderungsenergie absorbiert als das Becken des HBMs. Ursächlich hierfür ist, dass die verzögerte Rotation des HBM-Oberkörpers durch den SUBP des aPLIs nicht nachgebildet werden kann.

Die Gesamtkraft des Acetabulumgelenks auf der Anprallseite (linkes Becken des HBMs) ist die höchste, gemessene Kraft im Hüftbereich für alle Simulationen (etwa fünfmal höher als die Gesamtkraft des Iliosakralgelenks auf der Anprallseite oder die Gesamtkraft der Schambeinfuge). Sie nimmt bei einer vertikal steiferen Motorhaubenvorderkante bei Y0 deutlich ab und ist bei einer vertikal steiferen Motorhaubenvorderkante bei Y+600 leicht erhöht. Gleichzeitig zeigt der HIC einen klaren Trend: Je geringer die vertikale Steifigkeit, desto besser das Ergebnis.

Die Variation der horizontalen Steifigkeit der Motorhaubenvorderkante zeigt, dass die ursprüngliche Konfiguration steif ist. Die Änderung des Einlegeteils (Abbil-

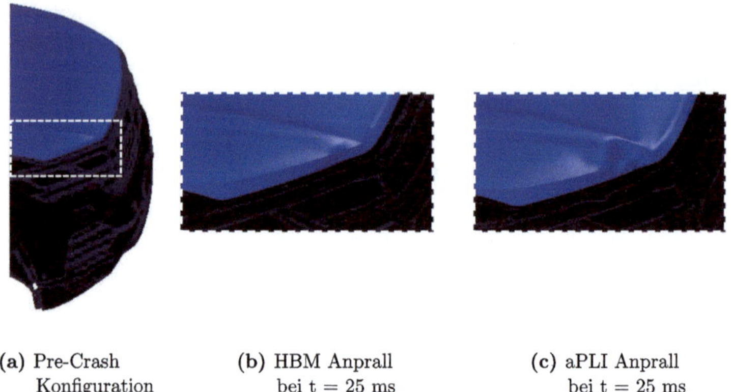

(a) Pre-Crash
    Konfiguration

(b) HBM Anprall
    bei t = 25 ms

(c) aPLI Anprall
    bei t = 25 ms

**Abbildung 6.17** Normalisierte maximale Verletzungswerte an Prüfposition Y0 bei Variation der Dicke des Außenblechs der Motorhaube und der Schusshöhe des Impaktors bzw. HBMs (umgerechnet in Höhe der Motorhaubenvorderkante über dem Boden)

dung 6.8) führt zu einer geringeren horizontalen Steifigkeit und zeigt, dass der HIC an der Prüfposition Y0 deutlich abnimmt. Außerdem verringert sich die Gesamtkraft im Acetabulumgelenk auf der Anprallseite (linkes Becken des HBMs) bei beiden Prüfpositionen, ebenso wie die aPLI-Verletzungskennwerte, insbesondere an der Prüfposition Y0. Insgesamt deutet die Variation der horizontalen Steifigkeit der Motorhaubenvorderkante darauf hin, dass eine geringere horizontale Steifigkeit für den Fußgängerschutz vorteilhaft ist. Eine zu geringe Steifigkeit kann jedoch negative Auswirkungen haben.

Die Variationen der vertikalen Steifigkeit und der Testhöhe auf Basis des modifizierten Einlegeteils (reduzierte horizontale Steifigkeit im Vergleich zum Originalfahrzeug) zeigten, dass die Fahrzeughöhe die Verletzungswerte signifikant beeinflusst (50 % reduzierte Verletzungswerte möglich). Bei kritischen Fahrzeughöhen können durch eine sinnvoll gewählte vertikale Steifigkeit der Motorhaubenvorderkante Reduktionen der maximalen Verletzungswerte von etwa 10 % erreicht werden.

Für die Prüfposition Y0 nehmen das aPLI-Femur Biegemoment und die HBM-Acetabulumgelenk-Gesamtkraft, gemessen an der Anprallseite, für kleinere und größere Fahrzeuge (Höhe > 900 mm und Höhe < 750 mm) ab. Das HBM-Femur Biegemoment nimmt jedoch bei größeren und kleineren Fahrzeugen zu. Dieser Unterschied in der Femurbiegung kann auf den Unterschied zwischen aPLI-SUBP und HBM-Oberkörper zurückgeführt werden. Während bei großen Fahrzeugen der aPLI geradlinig vom Fahrzeug abgeworfen wird – ohne Biegemomente zu erzeugen, beugt sich das HBM aufgrund seiner Größe trotzdem noch über das Fahrzeug und erzeugt Biegemomente. Bei kleinen Fahrzeugen weist das HBM aufgrund seines höheren Gewichts eine größere horizontale Verformung im Bereich der Motorhaubenvorderkante auf als der aPLI. Diese stärkere Verformung führt zu einer höheren Oberschenkelbiegung im HBM. Eine dickeres Außenblech der Motorhaube reduziert aPLI- und HBM-Femur Biegemomente auf kritischen Höhen der Motorhaubenvorderkante. Für diese kritische Höhen erhöht sich jedoch die Acetabulum-Gesamtkraft.

Für die Prüfposition Y+600 erreicht das aPLI-Femur Biegemoment seine Maximalwerte bei 1050 mm und bei 650 mm Höhe der Motorhaubenvorderkante. Das HBM-Femur Biegemoment erreicht seine Maximalwerte bei 900 mm und bei 600 mm Höhe. Ein dickeres Außenblech der Motorhaube verringert das aPLI-Femur Biegemoment an diesen kritischen Höhen, hat aber keinen Einfluss auf das HBM-Femur Biegemoment. Die HBM-Gesamtkraft des Acetabulumgelenks, gemessen an der Anprallseite, erreicht ihren Maximalwert bei 880 mm Höhe und nimmt mit einem dickeren Außenblech der Motorhaube ab. Insgesamt zeigt die Untersuchung an Prüfposition Y+600, dass ein dickeres Außenblech der Motorhaube die Verletzungswerte für kritische Höhen der Motorhaubenvorderkante verringert.

Die Ergebnisse dieser Untersuchung lassen sich dahingehend zusammenfassen, dass kleinere Fahrzeugfronten zu einer Verringerung der Verletzungswerte beitragen können. Es ist jedoch zu beachten, dass niedrigere Fahrzeugfronten in der Regel andere Frontendpackages und Geometrien aufweisen, was zu einer anderen Fußgängerkinematik und anderen Fußgänger-Komponenten-Kontakten führt. Daher ist die Übertragbarkeit des berichteten Potenzials von etwa 50 % niedrigeren Verletzungswerten begrenzt. Eine horizontal verformbare Motorhaubenvorderkante ist für den Fußgängerschutz von Vorteil (eine zu starke Verformung scheint jedoch kontraproduktiv zu sein). Ausgehend von einer horizontal verformbaren Motorhaubenvorderkante trägt eine vertikal steifere Motorhaubenvorderkante (im Vergleich zum ursprünglichen Fahrzeug) dazu bei, die wichtigsten Verletzungswerte für Beine und Hüfte an der Testposition Y+600 an kritische Höhen (am rechten Scheinwerfer aus der Sicht des Fahrers) zu verringern.

Um den gleichzeitig steigenden HIC-Werten für eine vertikal steifere Motorhaubenvorderkante entgegenzuwirken, könnte in zukünftigen Arbeiten eine lastfallabhängige vertikale Steifigkeitskonfiguration der Motorhaubenvorderkante untersucht werden (geringe Steifigkeit für den Kopfaufprall und erhöhte Steifigkeit für den Bein- bzw. Beckenaufprall). Anhang D zeigt Patentanmeldungen zur Umsetzung dieser lastfallabhängigen Gestaltung der Motorhaubenvorderkante.

Diese Aussagen basieren jedoch lediglich auf einer Gangposition eines männlichen 50. Perzentils, was die Verallgemeinerbarkeit einschränkt. Zudem repräsentiert die Variation der Schusshöhe, die in die Höhe der Motorhaubenvorderkante über dem Boden umgerechnet worden ist, nicht ganzheitlich unterschiedliche Fahrzeuge mit unterschiedlichen Höhen. Außerdem schränkt die normalisierte Darstellung der Verletzungswerte in Bezug auf das Originalfahrzeug die Übertragbarkeit ein. Nichtsdestotrotz wird gezeigt, dass die weithin akzeptierte Praxis der Gestaltung weicher Fahrzeugfronten für den Fußgängerschutz nicht auf die Motorhaubenvorderkante von SUVs in vertikaler Richtung anwendbar ist. Vielmehr erfordert die Gestaltung dieser eine sorgfältige Analyse innerhalb des jeweiligen Entwicklungsprozesses des individuellen Fahrzeugs.

# Federmodell des Fahrzeugs zur Untersuchung individueller Designs 7

In Kapitel 5 und Kapitel 6 sind die Steifigkeiten von Bauteilen durch die Variation ihrer Wandstärken hinsichtlich ihres Einflusses auf die aPLI-Verletzungskriterien untersucht worden. Neben den Bauteilsteifigkeiten sind -geometrien und -positionen wichtige Designparameter einer Fahrzeugfront im Entwicklungsprozess, die ebenfalls großen Einfluss auf die Verletzungswerte bei einem Impaktortest haben können. In diesem Kapitel wird die Prognosegüte eines stark vereinfachten Modells untersucht, das aus nichtlinearen, translatorischen Federn besteht und vom Gesamtfahrzeugmodell abgeleitet wird. Dieses Federmodell ermöglicht einerseits eine signifkante Reduktion des Rechenaufwands für Sensitivitätsanalysen und Optimierungsstudien, da es lediglich aus wenigen hundert Elementen besteht (im Vergleich zu mehr als 3 Millionen Elementen beim Gesamtfahrzeugmodell). Andererseits können Steifigkeits- und Geometrievariationen simultan bewertet werden, da die Federn nicht miteinander verbunden sind und somit in ihrer Position beliebig verschoben werden können. Gleichzeitig können ihre Federsteifigkeiten (Kraft-Weg-Kurven) einfach skaliert bzw. manipuliert werden. Dies ist beim Gesamtfahrzeugmodell nicht möglich bzw. erfordert sehr großen Modellierungsaufwand. Bisher ist bekannt, dass Federmodelle ein Gesamtfahrzeugmodell in einem Beinimpaktortest sehr präzise abbilden können [18, 92, 93]. Die Verwendung eines Federmodells ist allerdings im FGS-Entwicklungsprozess noch kein Stand der Technik, da zum einen die Prognosegüte von Parametervariationen am Federmodell unerforscht ist und zum anderen unbekannt ist, auf welche Weise Restriktionen der Parameter umgesetzt werden können. In diesem Kapitel wird eine Möglichkeit zur Definition von Parameterrestriktionen vorgestellt und die Prognosegüte einer Parametervariation am Federmodell, basierend auf diesen Restriktionen, im Vergleich zum Gesamtfahrzeugmodell bewertet. Die Methodik und Ergebnisse in diesem Kapitel basieren auf der Veröffentlichung in [43].

© Der/die Autor(en), exklusiv lizenziert an Springer Fachmedien Wiesbaden GmbH,     133
ein Teil von Springer Nature 2026
D. Isemann, *Zur Auslegung von Fahrzeugfronten im Fußgängerschutz mit dem advanced Pedestrian Legform Impactor (aPLI)*, AutoUni – Schriftenreihe 184,
https://doi.org/10.1007/978-3-658-50952-1_7

In den letzten beiden Jahrzehnten wurden die FGS-Optimierungen an Fahrzeugfronten hinsichtlich Geometrien und Steifigkeiten überwiegend an Gesamtfahrzeug-FEM-Modellen durchgeführt. Analog zu Kapitel 5 und 6 wurden einflussreiche Bauteile vorab durch Sensitivitätsanalysen ermittelt und diese dann im Detail verbessert. Im Rahmen dieser Sensitivitätsanalysen haben zahlreiche mit dem FlexPLI durchgeführte Studien den Querträgerschaum (siehe z. B. Lv et al. [84], Lv et al. [85] und Lee et al. [77]) und den unteren Querträger (siehe z. B. Chiapedi et al. [19] und Lv et al. [84]) als die einflussreichsten Komponenten identifiziert. Detailierte Optimierungen am Querträgerschaum wurden von Lee et al. [77], Matsui et al. [88], Park und Jang [103], Shojaeifard et al. [119] und Wu et al. [135] hinsichtlich Geometrien und Steifigkeiten durchgeführt. Lauterbach et al. [76], Lv et al. [84], Lv et al. [85] und Zhou et al. [140] untersuchten den unteren Querträger und schlugen optimierte Steifigkeiten vor. Jedoch werden all diese Studien aufgrund der hohen Komplexität der Modelle und des hohen Aufwands für die Berechnungen stark eingeschränkt und erlauben deshalb lediglich die Untersuchung einiger weniger Designparameter und eine sehr begrenzte Anzahl von Simulationsläufen. In den Studien werden vorwiegend die Steifigkeiten von Komponenten untersucht, da selbst kleinere geometrische Optimierungen ein Morphing erfordern, das die Genauigkeit der Modelle beeinträchtigen kann und in jedem Fall einen erheblichen Zeitaufwand für die Modellerstellung erfordert. Darüber hinaus schränken der Zeitaufwand für die Interpretation der Ergebnisse und der manuelle Aufwand für Anpassungen der FE-Modelle die Durchführbarkeit von Gesamtfahrzeug-FE-Optimierungsstudien in großem Maßstab ein.

## 7.1　Reduzierte Fahrzeugmodelle

Aufgrund des hohen Rechenaufwands und der begrenzten Anzahl von Designparametern in FE-Gesamtfahrzeugstudien wurden zusätzlich reduzierte Modelle verwendet. Nanda et al. [96] nutzten ein vereinfachtes Modell, um die Position des unteren Querträgers als wichtigen Parameter zu identifizieren, was den an FE-Gesamtfahrzeugmodellen durchgeführten Studien entspricht. Fu et al. [33] stellen den ersten Optimierungsversuch für den aPLI auf der Grundlage eines vereinfachten SUV-Modells vor. Sie identifizierten die Position des Querträgers und des unteren Querträgers als die empfindlichsten Parameter. Der Vergleich ihres vereinfachten Modells mit dem entsprechenden FE-Gesamtfahrzeugmodell zeigt jedoch erhebliche Unterschiede zwischen den Verletzungswerten (z. B. Tibia Biegemomente und MCL-Dehnung). Reduzierte Modelle sind zwar rechnerisch effizienter, aber ungenauer. Dies kann für Optimierungsstudien in den frühen Phasen des

Entwicklungsprozesses akzeptabel sein, da größere Designänderungen möglich sind. Für späte Stadien des PEP ist es jedoch notwendig, genaue Modelle zu verwenden.

Um die Anzahl der Designparameter zu erhöhen und gleichzeitig die Fahrzeugmodelle zu vereinfachen, wurden nichtlineare, translatorische Federmodelle in verschiedenen FGS-Studien vorgestellt. Die Kraft-Weg-Charakteristiken der Federn basieren auf dem FE-Gesamtfahrzeugmodell. Da die Federn nicht miteinander verbunden sind, ist es einfach ihre Positionierung zu ändern, um geometrische Veränderungen umzusetzen, wie Neal et al. gezeigt haben [98, 99]. Außerdem können die Kraft-Weg-Kurven der Federn skaliert werden, um Steifigkeitsänderungen zu untersuchen. Svoboda et al. [123] übernahmen das von Neal et al. [98, 99] vorgeschlagene Konzept und untersuchten sowohl Geometrie- als auch Steifigkeitsparameter beim Fußgängerbeinanprall. Takahashi et al. [125], Nie et al. [100], Huang et al. [41] und Asanuma et al. [8] verbesserten die Präzision dieser Federmodelle durch das Hinzufügen von Lastebenen (z. B. für den Beinaufprall [41, 100], für den Hüftaufprall [125] und für den Kopfaufprall [8]). In den letzten Jahren haben Mößner et al. [92, 93] ein automatisch generiertes Federmodell vorgeschlagen, das aus 34 Lastebenen besteht und auf dem entsprechenden FE-Gesamtfahrzeugmodell basiert. Diese Modelle weisen eine hohe Genauigkeit und eine erhebliche Verringerung des Rechenaufwands auf. Chiapedi [18] verbesserte die Genauigkeit eines solchen Federmodells durch die Verwendung von drei orthogonalen, translatorischen Federn pro Lastebene. Außerdem hat er einfache und aussagekräftige Parameter für die Untersuchung von Steifigkeits- und Geometrievariationen implementiert. Die Möglichkeit, Steifigkeit und Geometrie gleichzeitig effizient zu bewerten, sowie die signifikanten Verbesserungen in der Genauigkeit, motivieren zur Verwendung von Federmodellen im Entwicklungsprozess. Im Folgenden wird daher die Prognosegüte des Federmodells mit der des Gesamtfahrzeugmodells anhand von zwei Versuchslastfällen verglichen. Die Parameterrestriktionen hierfür werden so definiert, dass sie möglichst praktikabel im Entwicklungsprozess eingesetzt werden können.

## 7.2 Federmodell

Abbildung 7.1 beschreibt das Vorgehen zur Erstellung eines Federmodells, wie es in [18] beschrieben ist. Zunächst wird die Oberfläche des Fahrzeugs vertikal in unabhängige Streifen von 10 mm Höhe aufgeteilt, wie in Abbildung 7.2 dargestellt. Dann werden die Kontaktkraft und die Verschiebung für jeden Streifen im Gesamtfahrzeugmodell aufgezeichnet und auf masselose, translatorische, nichtlineare Federn

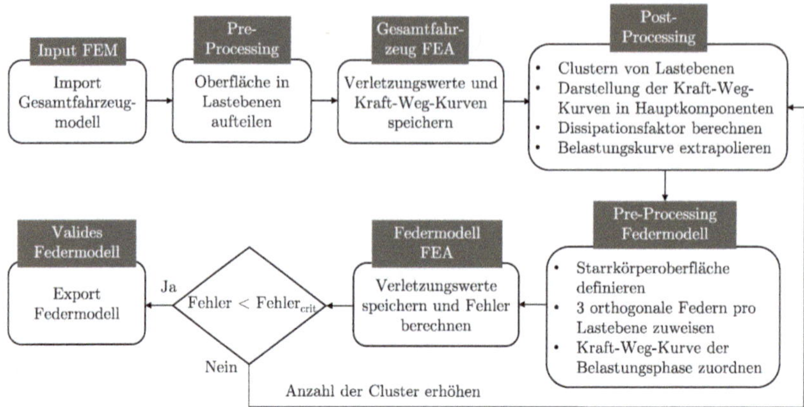


**Abbildung 7.1** Generierung eines Federmodells auf Grundlage des Gesamtfahrzeugmodells [18]

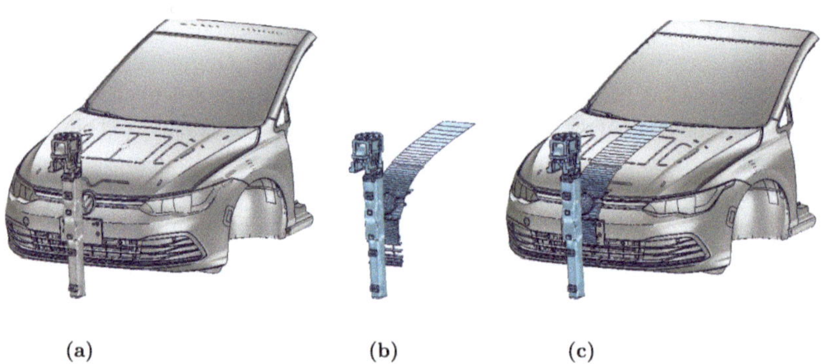

(a)　　　　　(b)　　　　　(c)

**Abbildung 7.2** Beispiel für ein FE-Vorderwagenmodell (a), das entsprechende Federmodell (b) und ein geometrischer Vergleich beider Modelle (c)

abgebildet. Dies wurde z. B. auch in [92, 93, 98, 125] durchgeführt. Der Knoten innerhalb jedes Streifens, der die größte Verschiebung aufweist, wird ausgewählt, um den gesamten Streifen zu repräsentieren, was nach [18] die genaueste Darstellung bietet. Jede Feder ist mit ihrem jeweiligen Streifen in dem Winkel verbunden, den die Regressionsgerade ihrer Verschiebungskurve in der xz-Ebene darstellt (x ist die Anprallrichtung und z die Höhenrichtung). Die aufgezeichneten Kraft-Weg-Kurven lassen sich in eine Belastungs- und eine Entlastungsphase unterteilen. Die Belastungsphase kann einfach berechnet werden, während die Berechnung der Entlastungsphase hingegen vom FE-Solver abhängt [93]. Hierfür wird die in [18] beschriebene Technik angewendet, da sie sich unter Verwendung desselben FE-Solvers VPS als sehr genau erwiesen hat. Für diese Berechnung wird der Dissipationsfaktor $D_f$ verwendet

$$D_f = 1 - \frac{|\int_{u_{max}}^{0} F(u)\,du|}{\int_{0}^{u_{max}} F(u)\,du}, \tag{7.1}$$

wobei der Nenner die während der Belastung aufgenommene Energie und der Zähler die während der Entlastungsphase wiedergewonnene Energie ist ($D_f = 0$ beschreibt rein elastisches und $D_f = 1$ beschreibt rein inelastisches Materialverhalten). Hierfür wird die Exponentialfunktion verwendet

$$F(u) = a \cdot u^b. \tag{7.2}$$

Die Koeffizienten $a$ und $b$ werden vom Solver automatisch berechnet und weisen jeder Feder einen Dissipationsfaktor $D_f$ zu, der aus der Gesamtfahrzeugmodellsimulation stammt. Innerhalb von Parameteruntersuchungen kann diese Entlastungsphase dann über einen einzigen Parameter, den Dissipationsfaktor $D_f$, gesteuert werden.

Es können geringfügige Abweichungen zwischen dem Gesamtfahrzeugmodell und dem Federmodell durch die Interaktion mehrerer Komponenten entstehen, die im Federmodell nicht immer exakt abgebildet werden. Diese Unterschiede äußern sich entweder in einer höheren oder niedrigeren Steifigkeit des Federmodells. Besonders verminderte Steifigkeiten im Federmodell können durch eine Extrapolation der Daten ausgeglichen werden. Hierfür wird eine lineare Extrapolation entsprechend den letzten 25 % der Belastungskurve verwendet, um die letzten 10 % der Verschiebung nahe ihrer maximalen Intrusion zu approximieren (die Belastungskurve zwischen 65 % und 90 % wird verwendet, um die übrigen 10 % zu berechnen), ähnlich zu [92]. Bei Steifigkeitsänderungen, etwa im Rahmen von Parameterstudien, treten diese Unterschiede besonders deutlich auf und können zu unrealistischen Intrusionen führen.

Für die Fehlerberechnung zwischen dem Gesamtfahrzeugmodell und dem Federmodell werden die Kurven der im aPLI gemessenen Verletzungskriterien verglichen. Hierfür wird die CORA+-Metrik verwendet. Es wird festgelegt, dass jedes Kriterium einen Wert von mehr als $0,85$ erreichen muss, damit das Federmodell als gültig angesehen werden kann. Andernfalls muss die Anzahl der Lastebenen erhöht werden.

## 7.3    Untersuchung der Prognosegüte des Federmodells

Die Arbeiten [18, 92] zeigen, dass ein Gesamtfahrzeugmodell von einem Federmodell nachgebildet werden kann. Zur Untersuchung von Geometrieparametern kann die Lage der einzelnen Lastebenen einfach variiert werden, da sie nicht miteinander verbunden sind. Deshalb werden Geometrieparameter im Rahmen des Kapitels nicht weiter betrachtet, da hierfür eine gute Genauigkeit erwartet wird. Für die Untersuchung des Einflusses von Steifigkeitsparametern können die Kraft-Weg-Kurven der Lastebenen skaliert werden, was ebenfalls sehr einfach – aber nicht zwangsläufig realistisch und genau ist. Die Abschätzung dieser Skalierungsfaktoren beruht auf Erfahrung, ingenieurstechnischem Sachverstand und Komponentenversuchen (z. B. Druckversuche). Mit anderen Worten – die Skalierungsfaktoren sind ursächlich für Unsicherheiten. Die Forschungsfrage, die im Rahmen dieses Kapitels beantwortet wird, lautet: Lassen sich Steifigkeitsvariationen bzw. Bauteilmodifikationen durch das einfache Skalieren der Kraft-Weg-Kurven nachbilden und erzeugt das Federmodell mit skalierten Kraft-Weg-Charakteristiken realistische Verletzungswerte?

Diese Untersuchung zielt darauf ab, das Federmodell in späteren Entwicklungsphasen anstelle des Gesamtfahrzeugmodells zu nutzen und gleichzeitig ein mögliches Vorgehen für das Skalieren von Kraft-Weg-Kurven zu skizzieren, was in der Literatur bisher nicht verfügbar ist. Hierfür wird sich auf die Skalierung der Kraftkomponenten der Kraft-Weg-Kurven beschränkt, indem jeder Eintrag der Kraft $F$ mit dem Skalierungsfaktor $s$ multipliziert wird

$$F_{skaliert} = s \cdot F. \tag{7.3}$$

Zur Überprüfung der Prognosegüte des Federmodells werden drei Versuche an Testposition Y0 des Kompaktwagens, die sich durch Bauteilmodifikationen voneinander unterscheiden, durchgeführt. Diese Versuche werden durch entsprechende FE-Gesamtfahrzeugsimulationen repliziert. Anschließend wird auf Basis des FE-Gesamtfahrzeugmodells in Originalkonfiguration ein Federmodell erstellt. Abschließend werden die Prognosen der Gesamtfahrzeugmodelle und die Prognosen der Federmodelle mit skalierten Kraft-Weg-Kurven mit den Versuchsergebnissen verglichen. Alle Versuche wurden gemäß dem Euro NCAP-Protokoll durchgeführt [2]. Die Versuche umfassen:

- Versuch 1: Originalfahrzeug ohne veränderte Bauteile als Referenz
- Versuch 2: Fahrzeug mit verändertem Kühlerschutzgitter, das ein Lichtleistenbauteil mit Polycarbonatverstärkung beinhaltet (siehe Abbildung 7.3)

- Versuch 3: Fahrzeug mit diesem veränderten Kühlerschutzgitter und einem zusätzlich durch Kerben modifizierten unteren Querträger (siehe Abbildung 7.4)

Mit Versuch 1 bzw. Lastfall 1 wird ein aPLI-Anprall auf das Originalfahrzeug bezeichnet. Versuch 2 bzw. Lastfall 2 umfasst ein Kühlerschutzgitter mit einem Lichtleistenbauteil und einer Polycarbonatverstärkung (siehe Abbildung 7.3), das steifer als das Standardkühlerschutzgitter ist (Erhöhung der Dicke des horizontalen Teils von 0,6 cm auf 2,5 cm). Das übrige Fahrzeug ist unverändert. Versuch 3 bzw. Lastfall 3 umfasst das geänderte Kühlerschutzgitter und zusätzlich einen durch Kerben modifizierten unteren Querträger. Dieser ist in Abbildung 7.4 dargestellt und weist eine geringere Steifigkeit als der serienmäßig verbaute untere Querträger auf. Diese Modifikationen wurden ausgewählt, weil hierdurch deutlich veränderte aPLI-Verletzungswerte erwartet werden. Die betroffenen Bauteile (Kühlerschutzgitter und unterer Querträger) an Prüfposition Y0 des Kompaktwagens haben sich in Kapitel 5 als besonders sensitiv bzw. sehr einflussreich auf die aPLI-Verletzungskriterien erwiesen (vgl. Abbildung 5.5).

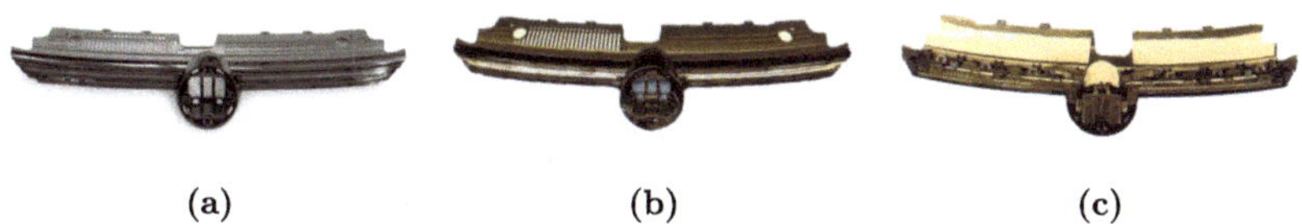

(a)      (b)      (c)

**Abbildung 7.3** Serienmäßiger Kühlergrill des geprüften Fahrzeugs (a), geänderter Kühlergrill in der Draufsicht (b) und in der Ansicht von unten (c)

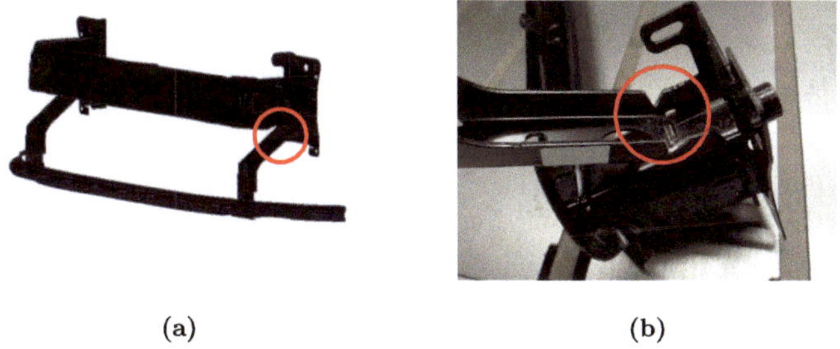

(a)      (b)

**Abbildung 7.4** Original-Crashmanagement-System des Kompaktwagens mit scharfen Kerben (rot) zur Verringerung der Steifigkeit des unteren Querträgers (a) und perspektivische Rückansicht (b); Kerben sind an beiden Seiten angebracht (insgesamt 4 Kerben)

Zur Ermittlung der Skalierungsfaktoren $s$ für die Kraft-Weg-Kurven im Federmodell auf Höhe des Kühlerschutzgitters und auf Höhe des unteren Querträgers werden die Kraft-Weg-Kurven zunächst im Originalfahrzeugmodell (ohne modifizierte Komponenten) und anschließend im Gesamtfahrzeugmodell mit den beiden modifizierten Bauteilen (modifiziertes Kühlerschutzgitter und modifizierter unterer Querträger) aufgenommen. Daraufhin werden diese aufgenommenen Kraft-Weg-Kurven miteinander verglichen und ein Skalierungsfaktor $s$ für die Federn auf Höhe des Kühlerschutzgitters und auf Höhe des unteren Querträgers bestimmt. Die Skalierungsfaktoren $s$ sind so gewählt, dass die Änderung der maximalen Kraft vom Originalfahrzeugmodell zum Gesamtfahrzeugmodell mit den geänderten Komponenten nachgestellt wird. Abschließend wird das Federmodell auf der Grundlage des Originalfahrzeugs erstellt. Es werden die Kraft-Weg-Kurven der Federn des Federmodells am unteren Querträger und am Kühlerschutzgitter mit den ermittelten Skalierungsfaktoren $s$ skaliert und die resultierenden Verletzungswerte verglichen.[1]

Die Änderung der aPLI-Verletzungswerte von Versuch 1 (Originalfahrzeug) zu Versuch 2 (modifiziertes Kühlerschutzgitter) und von Versuch 1 (Originalfahrzeug) zu Versuch 3 (modifiziertes Kühlerschutzgitter und modifizierter unterer Querträger) wird mittels folgender Formel berechnet

$$C_i = \left( \frac{P_M - P_O}{P_O} \right) \cdot 100\%. \tag{7.4}$$

Hierbei gibt $P_O$ die maximalen Verletzungswerte am Originalfahrzeug (Versuch 1) und $P_M$ die maximalen Verletzungswerte an den modifizierten Fahrzeugen (Versuch 2 bzw. Versuch 3) an. Die Änderung der Versuchsmesswerte wird als Prozentwert $C_{Versuch_2}$ bzw. $C_{Versuch_3}$ angegeben.

Anschließend werden die maximalen aPLI-Verletzungswerte des Gesamtfahrzeugmodells in Originalfahrzeugkonfiguration (Simulationsmodell zu Versuch 1) mit den aPLI-Verletzungswerten der Gesamtfahrzeugmodelle mit modifizierten

---

[1] In späten Phasen des Produktentwicklungsprozesses legt der Ingenieur Designparameter (z. B. Skalierungsfaktoren von Kraft-Weg-Kurven oder leichte Positionsänderungen der Federn) und deren Bereiche auf der Grundlage von Erfahrungswerten oder Bauteilprüfungen (z. B. Druckversuche) fest. In diesem Kapitel werden die Skalierungsfaktoren nicht auf Grundlage von Erfahrungswerten definiert. Stattdessen wird versucht, sie möglichst genau zu schätzen (auf der Grundlage des Gesamtfahrzeugmodells mit modifzierten Bauteilen), um die Vorhersagen der Verletzungswerte des Federmodells zu überprüfen. Es werden jedoch nicht die exakten Kraft-Weg-Kennlinien aus dem Gesamtfahrzeugmodell mit modifizierten Komponenten in das Federmodell importiert, da erwartet wird, dass dies genaue Ergebnisse liefert. Es wird die Gültigkeit der Vorhersagen des Federmodells auf der Grundlage von Skalierungsfaktoren untersucht, wie sie im Produktentwicklungsprozess verwendet würden.

Komponenten (Simulationsmodell zu Versuch 2 bzw. Versuch 3) verglichen und die Änderung der Werte $C_{Gesamt_2}$ bzw. $C_{Gesamt_3}$ berechnet.

Analog hierzu werden die maximalen aPLI-Verletzungswerte des Federmodells in Originalfahrzeugkonfiguration (Simulationsmodell zu Versuch 1) mit den aPLI-Verletzungswerten des Federmodells mit skalierten Kraft-Weg-Kurven (Simulationsmodell zu Versuch 2 bzw. Versuch 3) verglichen und die Änderung der Werte $C_{Feder_2}$ bzw. $C_{Feder_3}$ berechnet. Abschließend wird $C_{Versuch}$ mit $C_{Gesamt}$ und mit $C_{Feder}$ anhand des folgenden Farbschemas verglichen:

- Grün wird verwendet, um eine relative prozentuale Abweichung zwischen $C_{Versuch}$ und $C_{Gesamt}$ bzw. $C_{Feder} < 10\%$ anzuzeigen.
- Gelb wird verwendet, um eine relative prozentuale Abweichung zwischen $C_{Versuch}$ und $C_{Gesamt}$ bzw. $C_{Feder} \geq 10\%$ und $< 20\%$ anzuzeigen.
- Rot wird verwendet, um eine relative prozentuale Abweichung zwischen $C_{Versuch}$ und $C_{Gesamt}$ bzw. $C_{Feder} \geq 20\%$ anzuzeigen.

Um die Prognosegüte des Federmodells einordnen zu können, muss die Federmodellprognosegüte mit der FE-Gesamtfahrzeugmodellprognosegüte verglichen werden, da das Federmodell mit dem Gesamtfahrzeugmodell im Entwicklungsprozess zur Verwendung in Optimierungsstudien konkurriert. Daher wird ein Vergleich zwischen dem resultierenden Farbschema des Federmodells und dem resultierenden Farbschema des Gesamtfahrzeugmodells (Federmodell vs. Gesamtfahrzeugmodell) durchgeführt, um die Eignung oder Nichteignung des Federmodells zu bewerten. Insgesamt werden drei Versuchsergebnisse, drei FE-Gesamtfahrzeugmodelle und drei FE-Federmodelle für die Validierung verwendet.

## 7.4  Ergebnisse

### 7.4.1  Federmodell

Das Gesamtfahrzeugmodell wird zur Erstellung des Federmodells nach dem in Abbildung 7.1 dargestellten Verfahren verwendet. Abbildung 7.5 zeigt den Vergleich der Anprallkinematik zwischen dem Gesamtfahrzeugmodell und dem Federmodell. Die Intrusion des aPLI in den unteren Querträger ist im Federmodell etwas höher (Abbildung 7.5a). Daher ist der Rückprall des aPLI im Federmodell im Vergleich zum Gesamtfahrzeugmodell verzögert (Abbildung 7.5b). Nichtsdestotrotz zeigt die Notwendigkeit dieser Konturdarstellung die Genauigkeit des Federmodells. Darüber hinaus zeigt Abbildung 7.6 eine sehr gute Übereinstimmung zwischen den Kurven der Verletzungskriterien, die am Impaktor gemessen wurden (CORA+-Werte als C+ in den Diagrammen abgekürzt) und aus dem Vergleich des Gesamtfahrzeugmodells mit dem Federmodell stammen.

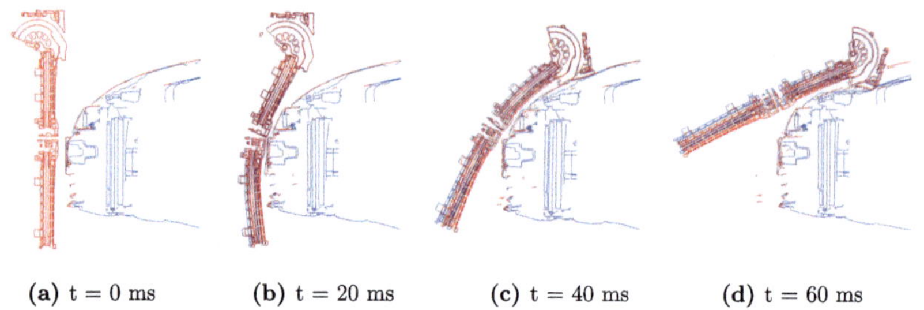



**Abbildung 7.5**  Anprallkinematik des aPLI am Gesamtfahrzeugmodell (blau) im Vergleich zum Federmodell (rot)

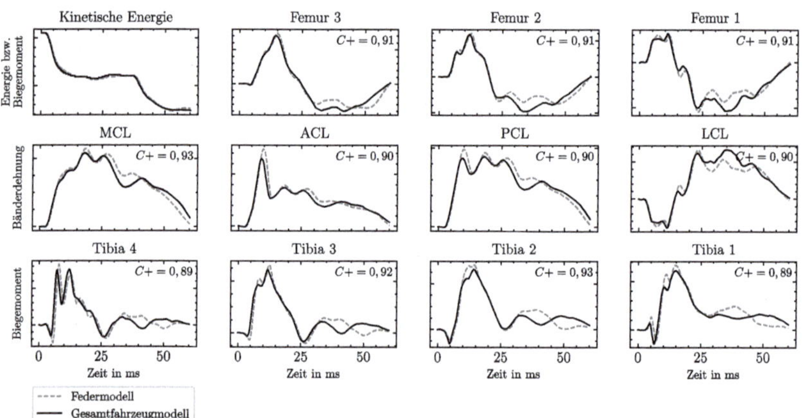



**Abbildung 7.6**  Vergleich der Kurven der Verletzungskriterien zwischen Gesamtfahrzeugmodell (schwarze Volllinie) und Federmodell (grau gestrichelte Linie)

## 7.4.2 Steifigkeitsprognose

Tabelle 7.1 enthält die Veränderung der maximalen aPLI-Verletzungswerte aufgrund des geänderten Kühlerschutzgitters (Versuch 2) und aufgrund des geänderten Kühlerschutzgitters und des modifizierten unteren Querträgers (Versuch 3) im Vergleich zum Originalfahrzeug (Versuch 1). Das geänderte Kühlerschutzgitter (Versuch 2) reduziert die Biegemomente am Femur, Tibia 1 und Tibia 2 und erhöht die Biegemomente von Tibia 3 und Tibia 4 sowie die MCL-Dehnung. Das geänderte Kühlerschutzgitter und der modifizierte untere Querträger (Versuch 3) zeigen ähnliche Werte für die Tibia Biegemomente und die MCL-Dehnung sowie für Femur 1 und Femur 2. Der Maximalwert für Femur 3 zeigt jedoch einen bemerkenswerten Anstieg von -9,4 % auf 22,2 % im Vergleich zum ursprünglichen Fahrzeug. Dies unterstreicht die Komplexität des aPLI, da die modifizierte Fahrzeugkomponente mit der niedrigsten Position (unterer Querträger) den Biegemomentsensor mit der höchsten Position (Femur 3) am stärksten verändert.

**Tabelle 7.1** Experimentell bestimmte Veränderung der maximalen Verletzungswerte $C_i$ durch das geänderte Kühlerschutzgitter (Versuch 2) und das geänderte Kühlerschutzgitter und den modifizierten unteren Querträger (Versuch 3) im Vergleich zum Originalfahrzeugtest (Versuch 1)

| Verletzungskriterium | $C_{Versuch_2}$ | $C_{Versuch_3}$ |
| --- | --- | --- |
| Femur 3 | **–9,4 %** | **22,2 %** |
| Femur 2 | –15,5 % | –9,3 % |
| Femur 1 | –17,2 % | –14,8 % |
| MCL | 5,0 % | 6,8 % |
| Tibia 1 | –14,5 % | –15,0 % |
| Tibia 2 | –13,3 % | –14,4 % |
| Tibia 3 | 10,5 % | 7,5 % |
| Tibia 4 | 11,9 % | 16,6 % |

Abbildung 7.7 zeigt die Kraft-Weg-Charakteristiken des FEM-Gesamtfahrzeugmodells ohne Bauteiländerungen und des FEM-Gesamtfahrzeugmodells mit den beiden modifiziertenten Bauteilen (Kühlerschutzgitter und unterer Querträger) und veranschaulicht die Skalierungsfaktoren zur Abbildung der maximalen Kraft in der Fahrzeugregion der modifizierten Bauteile. Die Skalierung basiert auf den Kraft-Weg-Kennwerten in x-Richtung, da diese in Aufprallrichtung wirken und daher entscheidend sind. Es ist anzumerken, dass

die skalierten Kurven als Eingangsgrößen für das Federmodell dienen und deutlich unterschiedliche Verschiebungen im Vergleich zum Gesamtfahrzeugmodell mit modifizierten Bauteilen aufweisen (etwa 15 mm Differenz in Abbildung 7.7a und etwa 10 mm Differenz in Abbildung 7.7b). Diese Unterschiede werden durch die übrigen Federn im Modell ausgeglichen, um die Gesamtenergie im Modell zu erhalten. Die Eingangs- und Ausgangskurven der unveränderten Federn im Federmodell sind also geringfügig unterschiedlich, um die skalierten Kraft-Weg-Kurven zu kompensieren.

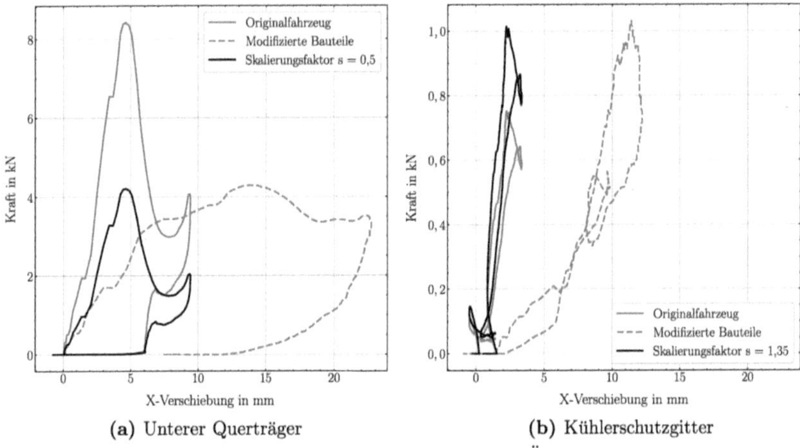


(a) Unterer Querträger　　　(b) Kühlerschutzgitter

**Abbildung 7.7** Kraft-Weg-Eingangskennlinien für das Federmodell am unteren Querträger (a) und am Kühlerschutzgitter (b)

Tabelle 7.2 enthält die Ergebnisse der Untersuchung und die Farbschemata zum Vergleich zwischen Federmodell und Gesamtfahrzeugmodell. Zur Erstellung der Farbschemata wird die Veränderung der aPLI-Verletzungswerte der Versuchsergebnisse (siehe Tabelle 7.1) mit der Veränderung der aPLI-Verletzungswerte im Federmodell $C_{Feder}$ und im Gesamtfahrzeugmodell $C_{Gesamt}$ verglichen. Die angegebenen Änderungen der aPLI-Verletzungswerte für $C_{Feder_2}$, $C_{Feder_3}$ sowie $C_{Gesamt_2}$ und $C_{Gesamt_3}$ basieren auf Gleichung 7.4.

Für beide Lastfälle sagt das Federmodell korrekt voraus, welches Femurkriterium am stärksten ab- oder zunimmt. Es prognostiziert außerdem, dass sich die MCL-Werte nicht wesentlich ändern. Für die Tibiakriterien gibt das Federmodell für Lastfall 2 (geändertes Kühlerschutzgitter) unbedeutende Veränderungen an, was

**Tabelle 7.2** Farbschemata zum Vergleich der Prognosegüte des Federmodells und der Prognosegüte des Gesamtfahrzeugmodells für die Veränderung des Kühlerschutzgitters (Lastfall 2) und die Kombination der Veränderung des Kühlerschutzgitters und des unteren Querträgers (Lastfall 3)

| Verletzungskriterium | Lastfall 2 | | | Lastfall 3 | | |
|---|---|---|---|---|---|---|
| | $C_{Versuch_2}$ | $C_{Feder_2}$ | $C_{Gesamt_2}$ | $C_{Versuch_3}$ | $C_{Feder_3}$ | $C_{Gesamt_3}$ |
| Femur 1 | -9,5 % | 18,7 % | -9,8 % | 22,2 % | 5,5 % | -10,2 % |
| Femur 2 | -15,5 % | -8,4 % | -22,9 % | -9,3 % | -14,1 % | -24,2 % |
| Femur 3 | -17,2 % | -28,1 % | 0,0 % | -14,8 % | -26,6 % | 6,7 % |
| MCL | 5,0 % | -3,5 % | -26,4 % | 6,8 % | 4,6 % | -20,8 % |
| Tibia 1 | -14,5 % | 3,0 % | -34,9 % | -15,0 % | 0,6 % | -33,9 % |
| Tibia 2 | -13,3 % | 5,3 % | -23,3 % | -14,4 % | 13,9 % | -30,4 % |
| Tibia 3 | 10,5 % | 5,3 % | -0,8 % | 7,5 % | 1,1 % | -5,7 % |
| Tibia 4 | 11,9 % | -3,6 % | -4,6 % | 16,6 % | -16,4 % | -11,8 % |

den Versuchsergebnissen für Lastfall 2 nicht entspricht, da Tibia 1 und Tibia 2 abnehmen und Tibia 3 und Tibia 4 deutlich zunehmen (alle $> \pm 10$ %). Die Vorhersage der Tibia-Werte des Federmodells für Lastfall 3 (geändertes Kühlerschutzgitter und modifizierter unterer Querträger) sind ungenau. Tibia 2 zeigt eine Zunahme von 13,9 % und Tibia 4 eine Abnahme von -16,4 % im Federmodell. Die Versuchsergebnisse für Lastfall 3 zeigen allerdings gegensätzliche Tendenzen (-14,4 % für Tibia 2 und +16,6 % für Tibia 4).

Für beide Lastfälle zeigen die Gesamtfahrzeugmodelle ungenaue Vorhersagen. Für Lastfall 2 nimmt Femur 3 am stärksten ab, das Gesamtfahrzeugmodell sagt jedoch keine Abnahme voraus. Für Lastfall 3 nimmt Femur 1 zu und Femur 3 ab – das Gesamtfahrzeugmodell prognostiziert aber das Gegenteil. Für die Versuchsergebnisse beider Lastfälle nehmen die Werte der MCL-Dehnung geringfügig zu, obwohl die Gesamtfahrzeugmodelle eine erhebliche Abnahme vorhersagen. Die Tibia-Maximalwerte zeigen in den Gesamtfahrzeugmodellen für alle Messstellen in beiden Lastfällen überhöhte Abnahmen.

## 7.5     Zusammenfassung und Diskussion

Die Ergebnisse des Federmodells zeigen, dass sowohl die Kinematik des Impaktors als auch die Kurven der Verletzungskriterien des Gesamtfahrzeugmodells reproduziert werden können. Insbesondere während der ersten 30 ms des aPLI-Aufpralls zeigt das Federmodell eine sehr gute Übereinstimmung mit dem Gesamtfahrzeugmodell. In diesem Zeitraum (zwischen 0-30 ms) treten die maximalen Verletzungswerte auf und werden daher vom Federmodell gut reproduziert. Die verbleibenden 30 ms (30-60 ms) zeigen eine schlechtere Reproduktion sowohl der Kinematik als auch der Kurven der Verletzungskritieren. Dies ist auf Ungenauigkeiten bei der Modellierung des Rückpralls durch den unteren Querträger zurückzuführen. Da jedoch besonders die Reproduktion der maximalen Verletzungswerte von Interesse ist, weil diese die Verletzungsschwere definieren und mit den Grenzwerten in den Verbraucherschutztests verglichen werden, wird das Federmodell als ausreichend genau angesehen. Die Genauigkeit des in dieser Arbeit verwendeten Federmodells ist vergleichbar mit der Genauigkeit des Pkw-Federmodells von Chiapedi [18] und des MINI-Federmodells von Mößner [92].

Die skalierten Kraft-Weg-Kurven zeigen Verschiebungsunterschiede im Vergleich zu den Kraft-Weg-Kurven des Gesamtfahrzeumodells mit modifizierten Komponenten. Diese unterschiedlichen Kurven dienen jedoch lediglich als Input für das Federmodell. Die ausgegebenen Kraft-Weg-Kurven weisen realistischere Verschiebungswerte auf, die sich den Gesamtfahrzeugmodellen annähern. Darüber hinaus wird die verbleibende Energiedifferenz (Fläche unter einer Kraft-Weg-Kurve) zwischen ursprünglichem Modell und dem Modell mit modifizierten Komponenten durch die verbleibenden Federn kompensiert. Die Vorhersagen des Federmodells sind im Vergleich zu den Vorhersagen des Gesamtfahrzeugmodells genauer. Insbesondere die Veränderungen der Femur- und MCL-Verletzungswerte sind genauer.

Die Tatsache, dass die zweite Instanz eines Modells, also das Modell eines Modells (Federmodell basierend auf dem Gesamtfahrzeugmodell), genauere Ergebnisse liefert als die erste Instanz eines Modells (Gesamtfahrzeugmodell), ist unrealistisch. Die beiden analysierten Lastfälle sind eine geringe Stichprobe und die zufälligen Genauigkeitsverbesserungen vom Gesamtfahrzeugmodell zum Federmodell hin scheinen dem Modellierungsunterschied im Rückprall des unteren Querträgers geschuldet. Trotzdem sind die Prognosen des Federmodells, die auf einer einfachen Skalierung der Kraftkomponenten entsprechend dem Gesamtfahrzeugmodell (mit beiden modifizierten Komponenten) beruhen, nützlich.

Anstatt die Veränderung der Verletzungswerte zum ursprünglichen Modell als Vergleichskriterium zu verwenden, könnten auch die CORA+-Werte zwischen Simulationsmodellen und entsprechenden Tests verglichen werden (dies gilt sowohl für das Gesamtfahrzeugmodell als auch für das Federmodell). Es werden jedoch die Änderungen der Verletzungswerte betrachtet, da diese entscheidend sind, ob eine Modifikation effektiv ist und eingeführt bzw. in den späten Phasen des Entwicklungsprozesses getestet werden soll oder nicht.

Die Berechnung des Federmodells dauert auf einem Hochleistungscluster mit 80 Prozessoren ca. fünf Minuten, im Vergleich zu ca. zwei Stunden für das Gesamtfahrzeugmodell. Folglich kann die vorgeschlagene Methodik eingesetzt werden, um eine effiziente Bewertung einer Vielzahl von Designparametern zu ermöglichen, die sowohl geometrische Änderungen als auch Steifigkeitsvariationen umfassen können. Darüber hinaus können große und genaue Datensätze für Machine Learning Strategien erzeugt werden, um die Komplexität des aPLI zu bewältigen. Zukünftige Arbeiten werden sich auf den Einsatz des Federmodells in einem realen Fußgängerschutzprojekt konzentrieren. Die Übertragung der vorgeschlagenen Methodik auf weitere Disziplinen, einschließlich Kopf- und Hüftaufprall im Rahmen des Fußgängerschutzes, Frontcrash, Low-Speed-Crash usw., wird in Betracht gezogen.

# Zusammenfassung und Ausblick 8

In diesem Kapitel werden die Ergebnisse der Arbeit zusammengefasst und ein Ausblick auf zukünftige Forschungsansätze gegeben.

**Objektive Bewertungsmethode CORA+:** Es wurde eine neue objektive Bewertungsmethode vorgestellt. Die Berücksichtigung von Maximalwerten innerhalb der bestehenden CORA-Metrik wurde analysiert. Anhand eines Vergleichs zwischen aPLI und FlexPLI Versuchs- und Simulationsergebnissen wurde gezeigt, dass sowohl die Standardparameter der CORA-Metrik als auch eine Parametervariation keine adäquate Berücksichtigung erreichen. Infolgedessen wurde ein heuristischer Ansatz, sog. CORA+, entwickelt, der die Maximalwertabweichung als zusätzliches Element in die CORA-Metrik integriert. Die CORA+-Ergebnisse zeigen eine adäquate Berücksichtigung der Maximalwertabweichung.

**Sensitivitätsbasierte Modellaktualisierung:** Es wurde eine Methode zur Verbesserung der Prognosegüte des Simulationsmodells vorgestellt. Durch optische Messungen synchron aufgenommener Bildsequenzen mittels Punktverfolgungsverfahren kann die Anprallkinematik des Impaktors im Versuch mit der Simulationskinematik verglichen werden. Die Technik des Finite Elemente Modell Updates ermöglicht den Angleich der Simulationskinematik an den Versuch. Die Ergebnisse zeigen eine deutlich verbesserte Übereinstimmung der Impaktorkinematiken zwischen Versuch und Simulation.

**Sensitivitätsanalysen von Fahrzeugfronten:** Die Hauptkomponenten von Fahrzeugfronten wurden auf ihren Einfluss auf die aPLI-Verletzungskriterien überprüft. Das Hauptergebnis ist, dass der Fahrzeugtyp die einflussreichen Bauteile bestimmt. Für niedrigere Fahrzeuge liegen diese in den unteren Bereichen der Fahrzeugfront,



D. Isemann, *Zur Auslegung von Fahrzeugfronten im Fußgängerschutz mit dem advanced Pedestrian Legform Impactor (aPLI)*, AutoUni – Schriftenreihe 184, https://doi.org/10.1007/978-3-658-50952-1_8

während diese für höhere Fahrzeuge in den oberen Bereichen liegen. Die Ergebnisse zeigen insbesondere, dass eine steifere Motorhaubenvorderkante bei SUVs effektiv ist.

**SUV-Motorhaubenvorderkante:** Die Variation der horizontalen und vertikalen Steifigkeit der Motorhaubenvorderkante eines SUVs auf die Verletzungskriterien des aPLI, Hüftverletzungskriterien mit dem Menschmodell und das Kopfverletzungskriterium (HIC) mit dem Kinderkopfimpaktor wurde simulativ untersucht. Es wurde gezeigt, dass für Bein- und Hüftverletzungswerte bei verschiedenen Testhöhen eine einheitliche Steifigkeit der Motorhaubenvorderkante erforderlich ist, diese jedoch zu höheren Kopfverletzungswerten führt. Folglich wird Potential zur Verringerung des Zielkonflikts durch die aktive Anpassung der Motorhaubenvorderkantensteifigkeit in Abhängigkeit des Lastfalls dargelegt.

**Federmodell:** Die Prognosegüte eines Federmodells, das auf einem Gesamtfahrzeugmodell basiert und eine starke Reduktion darstellt, wurde untersucht. Es wurden veränderte Bauteile, die zu veränderten Steifigkeiten führen, im Versuch erprobt und im Gesamtfahrzeugmodell modelliert. Durch skalierte Kraft-Weg-Kurven der Federn im Federmodell, die die veränderten Steifigkeiten abbilden, wurde die Prognosegüte mit den detaillierten Gesamtfahrzeugmodellen verglichen. Das Hauptergebnis ist, dass das Federmodell die Veränderung der Verletzungswerte in den Versuchen mit einer vergleichbaren Genauigkeit wie die Gesamtfahrzeugmodelle prognostiziert.

Die im Abschnitt Zielsetzung und Lösungsansatz definierten Aufgaben sind gesamtheitlich erfüllt worden (vgl. Abschnitt 1.2). Durch *CORA+* und die *sensitivitätsbasierte Modellaktualisierung* leistet diese Arbeit einen Beitrag zur im IMVITER-Forschungsprojekt definierten Roadmap, die vorsieht, virtuelle Testergebnisse zur Erfüllung sicherheitsrelevanter Vorschriften im Fußgängerschutz zu verwenden. Es wurde sowohl eine geeignete objektive Bewertungsmethode für die Prognosegüte der Simulationsmodelle als auch eine Methode zur Verbesserung dieser Prognosegüte geschaffen. Mithilfe der *Sensitivitätsanalysen von Fahrzeugfronten* und der Analyse der *SUV-Motorhaubenvorderkante* wurden einerseits Ansatzpunkte zum Bestehen der Freigabeversuche und andererseits Lösungsansätze zur Erfüllung der im aPLI ergänzten Femurverletzungskriterien erarbeitet. Zusätzlich wurde eine Menschmodellhaltung vorgeschlagen, die einen möglichst passenden Vergleich zum aPLI über alle Testpositionen und Fahrzeugklassen hinweg ermöglicht. Das *Federmodell* gestattet unter entwicklungsprozessnahen Konditionen eine effektive Bewertung von Designparametern, wodurch die Effizienz im Produktentstehungsprozess eines Neufahrzeugs verbessert werden kann. Insgesamt leistet diese Arbeit also einen Beitrag zur IMVITER-Roadmap, trägt zur Verbesserung der Fußgängersicherheit im Straßenverkehr bei und stellt neue, effektivere Methoden zur Fahrzeugentwicklung bereit.

**Zukünftige Untersuchungen**

In der vorliegenden Arbeit wurden Untersuchungen zur umfassenderen Verwendung der FEM im FGS-Entwicklungsprozess durchgeführt und Methoden zur Lösung einiger Herausforderungen durch den aPLI vorgestellt. Darüber hinaus, werden folgende Themen für zukünftige Untersuchungen vorgeschlagen.

Auf Grundlage der Untersuchung in Kapitel 3 können zukünftige Fahrzeugprojekte durch die Erweiterung der Datensätze profitieren. Insbesondere die Analyse von Fahrzeugen unterschiedlicher Klassen könnte zu einer präziseren Bestimmung des Gewichtungskoeffizienten $\beta$ für die Maximalwertabweichung führen. Zusätzlich erscheint die Verwendung von CORA+ im Fußgängerschutz-Kopfanprall vielversprechend, wobei die Implementierung der HIC-Wert-Abweichung anstelle der Maximalwertabweichung als sinnvoll erachtet wird. Hierdurch könnten die Simulationsmodelle des Kinderkopf- und des Erwachsenenkopfimpaktors effektiver validiert werden. Anschließend könnten diese verbesserten Impaktorsimulationsmodelle genutzt werden, um sowohl das Anprallverhalten von Motorhauben als auch von Windschutzscheiben genauer vorherzusagen. Insbesondere die Vorhersage des Bruchverhaltens von Windschutzscheiben zeigt Potential auf.

Die Erkenntnisse aus Kapitel 4 zeigen, dass Fortschritte in der Versuchsauswertung, etwa durch hochdynamische Röntgenaufnahmen, das Potential besitzen, die Biegung der Knochen des aPLI (bestehend aus Faser-Verbund-Werkstoffen) im Simulationsmodell mit der im Versuch zu synchronisieren. Dadurch könnte die Anprallkinematik zwischen Versuch und Simulation besser verglichen werden, um eine übereinstimmende Kinematik zu erreichen. Auf dieser Grundlage könnten die Messmethoden der Verletzungswerte untersucht werden, was zu validierteren Modellen hinsichtlich Kinematik und Verletzungswerten führen würde. Zukünftig könnte die FEMU-Technik hierdurch ohne optisches Messverfahren zur Optimierung der Übereinstimmung der Verletzungskurven genutzt werden.

Die Analysen in Kapitel 5 zeigen, dass wenige verschiedene Fahrzeugkomponenten einen relevanten Einfluss auf die aPLI-Verletzungskriterien haben. Zukünftige Untersuchungen könnten sich auf die multidisziplinäre Optimierung dieser Komponenten konzentrieren, um Zielkonflikte zu anderen Anforderungen (z. B. Aerodynamik) zu verringern, bevor ein Fahrzeugprojekt überhaupt begonnen wird. Die Integration zusätzlicher Anforderungen in diese Untersuchungen könnte weitere wertvolle Erkenntnisse liefern und zu einer umfassenden Optimierung der Fahrzeugfrontdesigns führen.

Kapitel 6 hebt die Bedeutung einer lastfallabhängigen vertikalen Steifigkeitskonfiguration der Motorhaubenvorderkante hervor, um einerseits die Bein- und Hüftverletzungswerte zu verringen und andererseits den steigenden HIC-Werten entgegenzuwirken. Zukünftige Arbeiten könnten sich auf die Umsetzung dieser lastfallabhängigen Gestaltung konzentrieren, wobei die Anwendbarkeit auf verschiedene Fahrzeughöhen, Fußgängergrößen und -gewichte berücksichtigt werden sollte.

Abschließend zeigt die Effizienz der in Kapitel 7 vorgestellten Methodik, dass diese zur schnellen Bewertung einer Vielzahl von Designparametern eingesetzt werden kann. Dies ermöglicht die Erstellung großer und genauer Datensätze für Machine Learning Strategien, um die Komplexität des aPLI zu bewältigen. Zukünftige Arbeiten werden sich auf den Einsatz des Federmodells in realen Fußgängerschutzprojekten konzentrieren. Darüber hinaus wird die Übertragung der Methodik auf weitere Disziplinen wie Kopf- und Hüftaufprall, Frontcrash und Low-Speed-Crash in Betracht gezogen.

Insgesamt bietet diese Arbeit eine solide Grundlage für weiterführende Forschung im Bereich des Fußgängerschutzes, die durch die vorgeschlagenen Untersuchungsansätze vertieft und erweitert werden kann.

# Literatur


1. European New Car Assessment Programme (EuroNCAP). *Assessment Protocol – Vulnerable Road User Protection V11.4.* 2023.
2. European New Car Assessment Programme (EuroNCAP). *Vulnerable Road User Testing Protocol v9.1.* 2023.
3. Statistisches Bundesamt (StBA). *Anzahl Der Get öteten Fußg änger Bei Straßenverkehrsunf ällen in Deutschland von 1980 Bis 2021.* 2022. URL: https://de.statista.com/ statistik/daten/studie/459038/umfrage/anzahl-der-fussgaengerunfaelle-deutschland/ (visited on 10/08/2024).
4. Statistisches Bundesamt (StBA), ed. *Bei Straßenverkehrsunf ällen Get ötete pro Jahr.* 2024. URL: https://www.destatis.de/DE/Themen/Gesellschaft-Umwelt/ Verkehrsunfaelle/_Grafik/_Interaktiv/verkehrsunfaelle-getoetete-jahr.html (visited on 10/08/2024).
5. Statistisches Bundesamt (StBA), ed. *Fahrleistung Der Personenkraftwagen in Deutschland von 1970 Bis 2022.* 2024. URL: https://de.statista.com/statistik/daten/studie/2984/ umfrage/entwicklung-der-fahrleistung-von-pkw/ (visited on 10/08/2024).
6. D. L. Albert. "Variations in User Implementation of the CORA Rating Metric". In: 64th Stapp Car Crash Conference. 2020, S. 1–30. DOI: https://doi.org/10.4271/2020-22-0001.
7. S. L 321/15–25 Amtsblatt der Europäischen Union. *Richtlinie 2003/102/EG Des Europ äischen Parlaments Und Des Rates Vom 17. November 2003 Zum Schutz von Fußg ängern Und Anderen Ungesch ützten Verkehrsteilnehmern Vor Und Bei Kollisionen Mit Kraftfahrzeugen Und Zur Änderung Der Richtlinie 70/156/EWG Des Rates.* 2003. URL: https://eur-lex.europa.eu/LexUriServ/LexUriServ.do?uri=OJ:L:2003:321: 0015:0025:DE:PDF (visited on 10/08/2024).
8. H. Asanuma, Y. Takahashi, M. Ikeda, and T. Yanaoka. "Investigation of a Simplified Vehicle Model That Can Reproduce Car-Pedestrian Collisions". In: SAE World Congress & Exhibition. 2014-01-0514. Detroit, USA, 2014, S. 1–9. DOI: https://doi.org/10. 4271/2014-01-0514.
9. M. F. Ashby and D. R. H. Jones. *Engineering Materials.* 3rd ed. Amsterdam Paris: Butterworth-Heinemann, 2006. ISBN: 978-0-7506-6381-6.
10. S. Barbat, Y. Fu, Z. Zhan, R. Yang, and C. Gehre. "Objective Rating Metric for Dynamic Systems". In: *Proceedings of the 23rd ESV Conference.* Seoul, Südkorea, 2013, S. 1–10.





D. Isemann, *Zur Auslegung von Fahrzeugfronten im Fußgängerschutz mit dem advanced Pedestrian Legform Impactor (aPLI)*, AutoUni – Schriftenreihe 184, https://doi.org/10.1007/978-3-658-50952-1

11. Ch. Bastien, A. Diederich, J. Christensen, and S. Ghaleb. "Improving Correlation Accuracy of Crashworthiness Applications by Combining the CORA and MADM Methods". In: *Proceedings of the Institution of Mechanical Engineers, Part D: Journal of Automobile Engineering* 236.14 (2022), pp. 3192–3200. ISSN: 0954–4070, 2041–2991. DOI: https://doi.org/10.1177/09544070211069666.

12. K. J. Bathe, ed. *Finite Element Procedures*. 2nd edition. Watertown, USA: K.J. Bathe, 2014. ISBN: 978-0-9790049-5-7.

13. T. Belytschko, W. K. Liu, and B. Moran. *Nonlinear Finite Elements for Continua and Structures*. Chichester, USA: Wiley, 2000. ISBN: 978-0-471-98773-4 978-0-471-98774-1.

14. F. Bermond, D. Cesari, F. Alonzo, and M. Matyjewski. "Mathematical Simulation of the Pedestrian Leg in Lateral Impact". In: *IRCOBI Conference Proceedings*. Verona, Italien, 1992, pp. 61–72.

15. C. L. Blaker, S. Zaki, C. B. Little, and E. C. Clarke. "Long-Term Effect of a Single Subcritical Knee Injury: Increasing the Risk of Anterior Cruciate Ligament Rupture and Osteoarthritis". In: *The American Journal of Sports Medicine* 49.2 (2021), pp. 391–403. ISSN: 1552–3365. DOI: https://doi.org/10.1177/0363546520977505. pmid: 33378213.

16. D. Bose, K. S. Bhalla, C. D. Untaroiu, B. J. Ivarsson, J. R. Crandall, and S. Hurwitz. "Injury Tolerance and Moment Response of the Knee Joint to Combined Valgus Bending and Shear Loading". In: *Journal of Biomechanical Engineering* 130.3 (2008), S. 1–8. ISSN: 0148–0731. DOI: https://doi.org/10.1115/1.2907767.pmid:18532857.

17. Z. Chen, X. Li, Zongyu Zhu, Zeming Zhao, Liping Wang, Sheng Jiang, and Yiming Rong. "The Optimization of Accuracy and Efficiency for Multistage Precision Grinding Process with an Improved Particle Swarm Optimization Algorithm". In: *International Journal of Advanced Robotic Systems* 17.1 (2020), S. 1–13. ISSN: 1729–8814, 1729–8814. DOI: https://doi.org/10.1177/1729881419893508.

18. S. Chiapedi. "Flexibility-Oriented Design Guidelines for Pedestrian Leg Impact on the Basis of a Low-Fidelity Vehicle Front-End Model". PhD thesis. TU München, 2021. URL: https://mediatum.ub.tum.de/1614907.

19. S. Chiapedi, A. Koukal, and F. Duddeck. "Sensitivity Analysis for Pedestrian Lower Leg Impact". In: *Proceedings of the 7th GACM Colloquium on Computational Mechanics for Young Scientists from Academia and Industry*. Stuttgart, Deutschland, 2017, S. 1–4.

20. C. A. C. Coello, G. T. Pulido, and M. S. Lechuga. "Handling Multiple Objectives with Particle Swarm Optimization". In: *IEEE Transactions on Evolutionary Computation* 8.3 (2004), pp. 256–279. ISSN: 1089–778X, 1089–778X, 1941–0026. DOI: https://doi.org/10.1109/TEVC.2004.826067.

21. R. D. Cook, ed. *Concepts and Applications of Finite Element Analysis*. 4th ed. New York, USA: Wiley, 2001. ISBN: 978-0-471-35605-9.

22. R. Courant, K. Friedrichs, and H. Lewy. "Über die partiellen Differenzengleichungen der mathematischen Physik". In: *Mathematische Annalen* 100.1 (1928), pp. 32–74. ISSN: 0025–5831, 1432–1807. DOI: https://doi.org/10.1007/BF01448839.

23. M. L. Davis, B. Koya, J. M. Schap, F. Hsu, and F. S. Gayzik. "Comparison of Objective Rating Techniques vs. Expert Opinion in the Validation of Human Body Surrogates". In: *Proceedings of the 25th ESV Conference*. Detroit, USA, 2017, pp. 1–10.

24. M. M. Davoodi, S. M. Sapuan, and R. Yunus. "Conceptual Design of a Polymer Composite Automotive Bumper Energy Absorber". In: *Materials & Design* 29.7 (2008), pp. 1447–1452. ISSN: 02613069. DOI: https://doi.org/10.1016/j.matdes.2007.07.011.

25. H. P. Degischer and B. Kriszt, eds. *Handbook of Cellular Metals: Production, Processing, Applications*. 1st ed. Wiley, 2002. ISBN: 978-3-527-30339-7 978-3-527-60055-7. 128: https://doi.org/10.1002/3527600558.

26. A. Eggers, H. Schwedhelm, O. Zander, R. C. Izquierdo, J. A. Garcia Polanco, J. Paralikas, K. Georgoulias, G. Chryssolouris, D. Seibert, and Ch. Jacob. "Virtual Testing Based Type Approval Procedures for the Assessment of Pedestrian Protection Developed within the EU-Project IMVITER". In: *Proceedings of the 23rd ESV Conference*. Seoul, Südkorea, 2013, S. 1–15.

27. K. Ehrlenspiel. *Integrierte Produktentwicklung: Denkabl äufe, Methodeneinsatz, Zusammenarbeit*. 4., aktualisierte Auffi. München Wien: Hanser, 2009. ISBN: 978-3-446-42013-7.

28. S. Ereiz, I. Duvnjak, and J. Fernando Jiménez-Alonso. "Review of Finite Element Model Updating Methods for Structural Applications". In: *Structures* 41 (2022), pp. 684–723. ISSN: 23520124. DOI: https://doi.org/10.1016/j.istruc.2022.05.041.

29. Website des EuroNCAP. *Vulnerable Road User (VRU) Protection*. 2024. URL: https://www.euroncap.com/en/car-safety/the-ratings-explained/vulnerable-road-user-vru-protection (visited on 10/08/2024).

30. P. Eyerer, P. Elsner, and T. Hirth, eds. *Die Kunststoffe und ihre Eigenschaften*. Springer Berlin Heidelberg, 2005. ISBN: 978-3-540-21410-6 978-3-540-26433-0. DOI: https://doi.org/10.1007/b137575.

31. U. Franz, B. Lorenz, J. Remfrey, and R. Schöneburg. *Integrale Sicherheit von Kraftfahrzeugen: Biomechanik – Simulation – Sicherheit im Entwicklungsprozess*. Ed. by F. Kramer. Springer Fachmedien Wiesbaden, 2013. ISBN: 978-3-8348-2607-7 978-3-8348-2608-4. DOI: https://doi.org/10.1007/978-3-8348-2608-4.

32. M. I. Friswell and J. E. Mottershead. *Finite Element Model Updating in Structural Dynamics*. Red. by G. M. L. Gladwell. Vol. 38. Solid Mechanics and Its Applications. Dordrecht: Springer Netherlands, 1995. ISBN: 978-90-481-4535-5 978-94-015-8508-8. DOI: https://doi.org/10.1007/978-94-015-8508-8.

33. Y. Fu, Huijie Xu, Guan Lin, Zhenfei Zhan, Ping Wang, Ruyi Chen, and Huili Yu. "A Design and Optimization Method for Pedestrian Lower Extremity Injury Analysis with the aPLI Model". In: *WCX SAE World Congress Experience*. 2020-01-0929. Detroit, USA, 2020, pp. 1–10. DOI: https://doi.org/10.4271/2020-01-0929.

34. J. D. Garrett. "Garrettj403/SciencePlots". In: *Zenodo* (2021).

35. C. Gehre, H. Gades, and P. Wernicke. "Objective Rating of Signals Using Test and Simulation Responses". In: *Proceedings of the 21st ESV Conference*. Stuttgart, Deutschland, 2009, S. 1–8.

36. ESI Group. *Virtual Performance Solution Solver Reference Manual 2020.5*.

37. Y. H. Han and Y. W. Lee. "Optimization of Bumper Structure for Pedestrian Lower Leg Impact". In: SAE World Congress & Exhibition. 2002-01-0023. Detroit, USA, 2002, pp. 1–10. DOI: https://doi.org/10.4271/2002-01-0023.

38. S. Hartwig, M. Knape, A. Kunze, and M. Weyde. "Interdisziplinäre Weiterentwicklung Eines Optimierten Biofidelen Dummys Als Fußgänger-Surrogat Bei Full-Scale Crashtests". EVU Konferenz (Haarlem, Niederlande). 2011.

39. J. Huang, J. T. Wu, C. Y. Hsiao, M. S. Wang, and K. C. Lee. "Design of a Bumper System for Pedestrian Lower-Leg Protection Using the Taguchi Method". In: *Proceedings of the Institution of Mechanical Engineers, Part D: Journal of Automobile Engineering* 225.12 (2011), pp. 1578–1586. ISSN: 0954-4070, 2041-2991. DOI: https://doi.org/10.1177/0954407011410125.

40. J. Huang, Y. Xia, B. Nie, and Q. Zhou. "Estimation of Energy-Absorption Space for Pedestrian Leg Protection of Car Front-End Structures". In: *International Journal of Vehicle Design* 60.1/2 (2012), S. 1–20. ISSN: 0143–3369, 1741–5314. DOI: https://doi.org/10.1504/IJVD.2012.049156.

41. J. Huang, Y. Xia, B. Nie, and Q. Zhou. "A Bumper Model with Dynamic Contact Stiffness for Simulations of Pedestrian Legform Impacts". In: *Proceedings of the Institution of Mechanical Engineers, Part D: Journal of Automobile Engineering* 227.6 (2013), pp. 905–913. ISSN: 0954–4070, 2041–2991. DOI: https://doi.org/10.1177/0954407012471295.

42. R. L. Huston. *Principles of Biomechanics*. Mechanical Engineering Series 213. Boca Raton, USA: CRC Press, 2009. ISBN: 978-0-8493-3494-8.

43. D. Isemann, A. Besch, M. Böhme, S. Chiapedi und M. Kröger. "Coupling of Finite Element Model Updating (FEMU) and vehicle front-end surface modelling for pedestrian safety with the advanced Pedestrian Legform Impactor (aPLI)". 2024. Publikation in Bearbeitung.

44. D. Isemann, A. Besch, M. Böhme, and M. Kröger. "CORA+". 13. Freiberger Crashworkshop (Freiberg, Deutschland). 2022.

45. D. Isemann, A. Besch, M. Böhme, and M. Kröger. "Finite Elemente Modell Update Und Anwendung Auf Ein Low Fidelity Model Für Den Fußgängerschutz Mit Dem aPLI". 14. Freiberger Crashworkshop (Freiberg, Deutschland). 2023.

46. D. Isemann, A. Besch, M. Böhme, and M. Kröger. "CORA+: An Objective Rating Method for the Pedestrian Protection Leg Impact". In: *International Journal of Crashworthiness* (2024), pp. 1–13. ISSN: 1358–8265, 1754–2111. DOI: https://doi.org/10.1080/13588265.2024.2348415.

47. D. Isemann, A. Besch, M. Böhme, and M. Kröger. "On the Design of Vehicle Front-Ends for Pedestrian Safety with the Advanced Pedestrian Legform Impactor (aPLI)". In: *International Journal of Crashworthiness* (2024), pp. 1–11. ISSN: 1358–8265, 1754–2111. DOI: https://doi.org/10.1080/13588265.2024.2366583.

48. D. Isemann, A. Besch, K. Lehmann, M. Böhme, and M. Kröger. "Gestaltung Einer SUV-Motorhaubenvorderkante Für Den Fußgängerschutz". 15. Freiberger Crashworkshop (Freiberg, Deutschland). 2024.

49. D. Isemann, A. Besch, K. Lehmann, M. Böhme, and M. Kröger. "Investigation of Bonnet Leading Edge Stiffness for the Reduction of Leg, Pelvis and Head Injuries during SUV-Pedestrian Impact". In: *IRCOBI Conference Proceedings*. Vol. IRC-24-118. Stockholm, Schweden, 2024, pp. 911–927.

50. D. Isemann, M. Böhme, and A. Nortmann. "Schutzsystem Und Verfahren Zum Schutz von Verkehrsteilnehmern Mit Lastfallabhängig Differenzierten Schutzmaßnahmen". German pat. 10 2024 203 182.8. Volkswagen AG. Publikation in Bearbeitung.

51. D. Isemann, K. Lehmann, M. Böhme, and M. Kröger. "Effects of Impact Side on Medial Collateral Ligament Elongation during Vehicle–Pedestrian Impact". In: *IRCOBI Conference Proceedings*. Vol. IRC-23-60. Cambridge, England, 2023, pp. 527–528.

52. D. Isemann and R. Putter. "System Und Verfahren Zum Schutz Eines Verkehrsteilnehmers Mit Lastfallabhängig Differenzierten Schutzmaßnahmen". German pat. 10 2024 200 923.7. Volkswagen AG. Publikation in Bearbeitung.

53. *ISO/TS 18571:2014 – Road Vehicles – Objective Rating Metric for Non-Ambiguous Signals, Introduction*. 2014.

54. *ISO/TS 20458:2023 – Road Vehicles – Design and Performance Specifications for Advanced Pedestrian Legform Impactor (aPLI)*. 2023.

55. *ISO/TS 20459:2023 – Road Vehicles – Injury Risk Functions for Advanced Pedestrian Legform Impactor (aPLI)*. 2023.

56. T. Isshiki, J. Antona-Makoshi, A. Konosu, and Y. Takahashi. "Consolidated Technical Specifications for the Advanced Pedestrian Legform Impactor (aPLI)". In: *IRCOBI Conference Proceedings*. Vol. IRC-18-42. Athen, Griechenland, 2018, pp. 284–301.

57. T. Isshiki, A. Konosu, and Y. Takahashi. "Development of an Appropriate Pedestrian Legform Impact Test Method Which Can Be Used for All Types of Vehicles Including High Bumper Vehicles - Development of a Simplified Upper Body Part (SUBP) FE Model". In: *IRCOBI Conference Proceedings*. Vol. IRC-14-85. Berlin, Deutschland, 2014, pp. 759–784.

58. T. Isshiki, A. Konosu, and Y. Takahashi. "Analysis of the Causes of Differences in Impact Responses between a Human Lower Limb and the Flexible Pedestrian Legform Impactor under Low and High Bumper Vehicle Impact Situations". In: *IRCOBI Conference Proceedings*. Vol. IRC-15-53. Lyon, Frankreich, 2015, pp. 401–413.

59. T. Isshiki, A. Konosu, and Y. Takahashi. "Development and Evaluation of the Advanced Pedestrian Legform Impactor Prototype Which Can Be Applicable to All Types of Vehicles Regardless of Bumper Height – Part 1: Finite Element Model". In: *IRCOBI Conference Proceedings*. Vol. IRC-16-98. Malaga, Spanien, 2016, pp. 770–785.

60. B. J. Ivarsson, J. R. Kerrigan, D. J. Lessley, D. C. Drinkwater, Ch. Y. Kam, D. B. Murphy, J. R. Crandall, and R. W. Kent. "Dynamic Response Corridors of the Human Thigh and Leg in Non-Midpoint Three-Point Bending". In: *SAE World Congress & Exhibition*. 2005-01-0305. Detroit, USA, 2005, pp. 1–14. DOI: https://doi.org/10.4271/2005-01-0305.

61. B. J. Ivarsson, D. J. Lessley, J. R. Kerrigan, K. Bhalla, J. R. Crandall, and R. Kent. "Dynamic Response Corridors and Injury Thresholds of the Pedestrian Lower Extremities". In: *IRCOBI Conference Proceedings*. Graz, Österreich, 2004, pp. 179–191.

62. M. Jagodzinski, N. Friederich, and W. Müller. *Das Knie*. Springer Berlin Heidelberg, 2016. ISBN: 978-3-642-45000-6 978-3-642-45001-3. DOI: https://doi.org/10.1007/978-3-642-45001-3.

63. D. Jani, K. Lehmann, Ch. Teichmann, and G. Marini. "Effect of the Lower Limb Muscles on the Knee Lateral Bending and Medial Collateral Ligament's Elongation during Vehicle – Pedestrian Impacts". In: *IRCOBI Conference Proceedings*. Vol. IRC-21-18. 2021, pp. 79–80.

64. K. Jiang and J. Yang. "Optimization of Bumper System for Pedestrian Lower Leg Protection from Vehicle Impact". In: *2012 Third International Conference on Digital Manufacturing & Automation*. Guilin, China: IEEE, 2012, pp. 578–581. ISBN: 978-1-4673-2217-1 978-0-7695-4772-5. DOI: https://doi.org/10.1109/ICDMA.2012.137.

65. S. Karimullah, A. Gokhale, S. Joshi, and S. Chalipat. "Design of "Lower Stiffener" for Controlling Pedestrian Lower Leg Injuries". In: SIAT. 2011-26-0100. Pune, Indien, 2011, pp. 1–8. DOI: https://doi.org/10.4271/2011-26-0100.

66. V. Kausalyah, S. Shasthri, K. A. Abdullah, M. M. Idres, Q. H. Shah, and S. V. Wong. "Optimisation of Vehicle Front-End Geometry for Adult and Pediatric Pedestrian Protection". In: *International Journal of Crashworthiness* 19.2 (2014), pp. 153–160. ISSN: 1358–8265, 1754–2111. DOI: https://doi.org/10.1080/13588265.2013.879506.

67. J. Kennedy and R. Eberhart. "Particle Swarm Optimization". In: *Proceedings of ICNN'95 – International Conference on Neural Networks*. Vol. 4. Perth, Australien: IEEE, 1995, pp. 1942–1948. ISBN: 978-0-7803-2768-9. DOI: https://doi.org/10.1109/ICNN.1995.488968.

68. J. R. Kerrigan, K. S. Bhalla, N. J. Madeley, J. R. Funk, D. Bose, and J. R. Crandall. "Experiments for Establishing Pedestrian-Impact Lower Limb Injury Criteria". In: SAE World Congress & Exhibition. 2003-01-0895. Detroit, USA, 2003, pp. 1–19. DOI: https://doi.org/10.4271/2003-01-0895.

69. Europäische Komission. *Fahrplan Zu Einem Einheitlichen Europ äischen Verkehrsraum – Hin Zu Einem Wettbewerbsorientierten Und Ressourcenschonenden Verkehrssystem*. Weissbuch. URL: https://op.europa.eu/de/publication-detail/-/publication/f92333f7-da0d-4fd6-9e62-389b0526e2ac/language-de (visited on 10/08/2024).

70. A. Konosu, H. Ishikawa, and M. Tanahashi. "Reconsideration of Injury Criteria for Pedestrian Subsystem Legform Test: Problems of Rigid Leg-Form Impactor". In: *Proceedings of the 17th ESV Conference*. Amsterdam, Niederlande, 2001, pp. 1–9.

71. A. Konosu, T. Isshiki, J. Antona-Makoshi, Y. K. Higuchi, D. Winter, and Y. Takahashi. "Biofidelity Improvement of Advanced Pedestrian Legform Impactor in Rebound Phase". In: *IRCOBI Conference Proceedings*. Vol. IRC-20-76. München, Deutschland, 2020, pp. 624–646.

72. A. Konosu, T. Issiki, and M. Tanahashi. "Development of a Biofidelic Flexible Pedestrian Leg-form Impactor (Flex-PLI 2004) and Evaluation of Its Biofidelity at the Component Level and at the Assembly Level". In: SAE World Congress & Exhibition. 2005-01-1879. Detroit, USA, 2005, pp. 1–16. DOI: https://doi.org/10.4271/2005-01-1879.

73. A. Koukal. "Crash- und Bruchverhalten von Kunststoffen im Fußgängerschutz von Fahrzeugen". PhD thesis. TU München, 2014. URL: https://mediatum.ub.tum.de/1183508.

74. M. Kröger. "Methodische Auslegung und Erprobung von Fahrzeug-Crashstrukturen". PhD thesis. Leibniz Universität Hannover, 2002.

75. M. Kühn, R. Fröming, and V. Schindler. *Fußg ängerschutz: Unfallgeschehen, Fahrzeuggestaltung, Testverfahren*. Springer Berlin Heidelberg, 2007. ISBN: 978-3-540-34302-8 978-3-540-34303-5. DOI: https://doi.org/10.1007/978-3-540-34303-5.

76. B. Lauterbach, I. Wetzstein, M. Erzgräber, and L. Harzheim. "Optimization of a Lower Bumper Support Regarding Pedestrian Protection Requirements Using ANSA and LS-OPT". In: 10th European LS-DYNA Conference. Würzburg, Deutschland, 2015, pp. 1–7.

77. Y. H. Lee, Y. J. Joo, J. S. Park, Y. S. Kim, and H. J. Yim. "Robust Design Optimization of Frontal Structures for Minimizing Injury Risks of Flex Pedestrian Legform Impactor". In: *International Journal of Automotive Technology* 15.5 (2014), pp. 757–764. ISSN: 1229–9138, 1976–3832. DOI: https://doi.org/10.1007/s12239-014-0079-6.

78. Y. Leost, A. Nakata, P. Bösl, I. Butz, T. Soot, M. Kurfiß, S. Moser, F. Kase, T. Hashimoto, and S. Shibata. "An Engineering Approach of an X-Ray Car Crash Under Reverse Small Overlap Configuration". In: 16th International LS-DYNA Users Conference. Detroit, USA, 2020, pp. 1–13.

79. D. Lessley, J. R. Crandall, G. Shaw, R. Kent, and J. Funk. "A Normalization Technique for Developing Corridors from Individual Subject Responses". In: SAE World Congress & Exhibition. 2004-01-0288. Detroit, USA, 2004, pp. 1–13. DOI: https://doi.org/10.4271/2004-01-0288.

80. G. Li, J. Yang, and C. Simms. "The Inffiuence of Gait Stance on Pedestrian Lower Limb Injury Risk". In: *Accident Analysis & Prevention* 85 (2015), pp. 83–92. ISSN: 00014575. DOI: https://doi.org/10.1016/j.aap.2015.07.012.

81. G. Li, J. Yang, and C. Simms. "Safer Passenger Car Front Shapes for Pedestrians: A Computational Approach to Reduce Overall Pedestrian Injury Risk in Realistic Impact Scenarios". In: *Accident Analysis & Prevention* 100 (2017), pp. 97–110. ISSN: 00014575. DOI: https://doi.org/10.1016/j.aap.2017.01.006.

82. W. Liu, X. Cheng, Y. Shan, H. Li, and H. Yang. "Improvement of Bumper Structure for Pedestrian Lower Leg Protection Based on Euro-NCAP". In: *2011 International Conference on Mechatronic Science, Electric Engineering and Computer (MEC)*. Jilin, China: IEEE, 2011, pp. 648–652. ISBN: 978-1-61284-719-1. DOI: https://doi.org/10.1109/MEC.2011.6025549.

83. L. S. Lohmander, P. M. Englund, L. L. Dahl, and E. M. Roos. "The Long-Term Consequence of Anterior Cruciate Ligament and Meniscus Injuries: Osteoarthritis". In: *The American Journal of Sports Medicine* 35.10 (2007), pp. 1756–1769. ISSN: 1552–3365. DOI: https://doi.org/10.1177/0363546507307396. pmid: 17761605.

84. X. Lv, X. Gu, L. He, D. Zhou, and W. Liu. "Reliability Design Optimization of Vehicle Front-End Structure for Pedestrian Lower Extremity Protection under Multiple Impact Cases". In: *Thin-Walled Structures* 94 (2015), pp. 500–511. ISSN: 02638231. DOI: https://doi.org/10.1016/j.tws.2015.05.014.

85. X. Lv, X. Huang, X. Gu, W. Liu, and G. Li. "Reliability-Based Multiobjective Optimisation of Vehicle Bumper Structure Holes for the Pedestrian Flexible Legform Impact". In: *International Journal of Crashworthiness* 21.3 (2016), pp. 198–210. ISSN: 1358–8265, 1754–2111. DOI: https://doi.org/10.1080/13588265.2016.1155527.

86. A. Mallory, R. Fredriksson, E. Rosén, and B. Donnelly. "Pedestrian Injuries By Source: Serious and Disabling Injuries in US and European Cases". In: *Annals of Advances in Automotive Medicine. Association for the Advancement of Automotive Medicine. Annual Scientific Conference* 56 (2012), pp. 13–24. ISSN: 1943–2461. pmid: 23169112.

87. T. Marwala, I. Boulkaibet, and S. Adhikari. *Probabilistic Finite Element Model Updating Using Bayesian Statistics: Applications to Aeronautical and Mechanical Engineering*. Chichester, England: Wiley, 2017. ISBN: 978-1-119-15301-6 978-1-119-15303-0.

88. Y. Matsui, M. Hitosugi, and K. Mizuno. "Severity of Vehicle Bumper Location in Vehicle-to-Pedestrian Impact Accidents". In: *Forensic Science International* 212.1-3 (2011), pp. 205–209. ISSN: 03790738. DOI: https://doi.org/10.1016/j.forsciint.2011.06.012.

89. Y. Matsui, H. Ishikawa, A. Sasaki, J. Kajzer, and G. Schroeder. "Impact Response and Biofidelity of Pedestrian Legfrom Impactors". In: *IRCOBI Conference Proceedings*. Sitges, Spanien, 1999, pp. 343–354.

90. Y. Mizuno. "Summary of IHRA Pedestrian Safety WG Activities (2005) – Proposed Test Methods to Evaluate Pedestrian Protection Afforded by Passenger Cars". In: *Proceedings of the 19th ESV Conference*. Washington D.C., USA, 2005.

91. F. Mo, P. J. Arnoux, M. Avalle, A. Scattina, E. Semino, and C. Masson. "Incidences of Various Passenger Vehicle Front-End Designs on Pedestrian Lower Limb Injuries". In: *International Journal of Crashworthiness* 20.4 (2015), pp. 337–347. ISSN: 1358–8265, 1754–2111. DOI: https://doi.org/10.1080/13588265.2015.1012879.

92. S. Mößner. "Multi-Fidelity Structural Design for Pedestrian Safety with Particular Reference to the FlexPLI". PhD thesis. TU München, 2019. URL: https://mediatum.ub.tum.de/1467433.

93. S. Mößner, T. Rudolph, and F. Duddeck. "Surface Modelling of Vehicle Frontends for Pedestrian Safety with the FlexPLI". In: *International Journal of Crashworthiness* 22.3 (2017), pp. 243–259. ISSN: 1358–8265, 1754–2111. DOI: https://doi.org/10.1080/13588265.2016.1247683.

94. J. E. Mottershead, M. Link, and M. I. Friswell. "The Sensitivity Method in Finite Element Model Updating: A Tutorial". In: *Mechanical Systems and Signal Processing* 25.7 (2011), pp. 2275–2296. ISSN: 08883270. DOI: https://doi.org/10.1016/j.ymssp.2010.10.012.

95. R. Murmann, L. Harzheim, S. Dominico, and R. Immel. "CoSi: Correlation of Signals— A New Measure to Assess the Correlation of History Response Curves". In: *Mechanical Systems and Signal Processing* 80 (2016), pp. 482–502. ISSN: 08883270. DOI: https://doi.org/10.1016/j.ymssp.2016.04.026.

96. A. Nanda, G. Surisetty, S. Mohapatra, S. Ad, S. Shuler, and F. Mooijman. "Method for Designing and Evaluating Pedestrian Protection Energy Absorbers for Various Car Geometries". In: SAE World Congress & Exhibition. 2004-01-1702. Detroit, USA, 2004, pp. 1–9. DOI: https://doi.org/10.4271/2004-01-1702.

97. L. Nasdala. *FEM-Formelsammlung Statik und Dynamik: Hintergrundinformationen, Tipps und Tricks.* Springer Fachmedien Wiesbaden, 2015. ISBN: 978-3-658-06629-1 978-3-658-06630-7. DOI: https://doi.org/10.1007/978-3-658-06630-7.

98. M. O. Neal. "Front Structure Design Procedure for Optimal Pedestrian Leg Impact Performance". In: *Volume 1: 30th Design Automation Conference.* ASME International Design Engineering Technical Conferences and Computers and Information in Engineering Conference. Salt Lake City, USA: ASMEDC, 2004, pp. 199–205. ISBN: 978-0-7918-4694-0. DOI: https://doi.org/10.1115/DETC2004-57153.

99. M. O. Neal, J. Tu, and D. R. Jones. "A Response Surface Based Tool for Evaluating Vehicle Performance in the Pedestrian Leg Impact Test". In: SAE World Congress & Exhibition. 2008-01-1244. Detroit, USA, 2008, pp. 1–14. DOI: https://doi.org/10.4271/2008-01-1244.

100. B. Nie, J. Huang, Y. Xia, Q. Zhou, B. Deng, and M. O. Neal. "Development of a Parametric Vehicle Front Structure Model for Pedestrian Impact Simulations". In: *Proceedings of the FISITA 2012 World Automotive Congress.* Ed. by SAE-China and FISITA. Vol. 197. Springer Berlin Heidelberg, 2013, pp. 295–309. ISBN: 978-3-642-33804-5 978-3-642-33805-2. DOI: https://doi.org/10.1007/978-3-642-33805-2ffi24.

101. B. Nie and Q. Zhou. "Can New Passenger Cars Reduce Pedestrian Lower Extremity Injury? A Review of Geometrical Changes of Front-End Design before and after Regulatory Efforts". In: *Traffic Injury Prevention* 17.7 (2016), pp. 712–719. ISSN: 1538–9588, 1538–957X. DOI: https://doi.org/10.1080/15389588.2016.1143096.

102. J. Nocedal and S. J. Wright. *Numerical Optimization.* Springer Series in Operations Research and Financial Engineering. Springer New York, 2006. ISBN: 978-0-387-30303-1. DOI: https://doi.org/10.1007/978-0-387-40065-5.

103. D. K. Park and C. D. Jang. "Optimum SUV Bumper System Design Considering Pedestrian Performance". In: *International Journal of Automotive Technology* 11.6 (2010), pp. 819–824. ISSN: 1229–9138, 1976–3832. DOI: https://doi.org/10.1007/s12239-010-0097-y.

104. F. Paulsen and J. Waschke. *Sobotta – Atlas der Anatomie des Menschen.* 23. Auffiage. Vol. 1. München: Elsevier, Urban & Fischer, 2010. ISBN: 978-3-437-44071-7.

105. J. Peres, Ch. Bastien, J. Christensen, and Z. Asgharpour. "A Minimum Area Discrepancy Method (MADM) for Force Displacement Response Correlation". In: *Computer Methods in Biomechanics and Biomedical Engineering* 22.11 (2019), pp. 981–996. ISSN: 1025–5842, 1476–8259. DOI: https://doi.org/10.1080/10255842.2019.1610745.

106. T. Putze, K. Raguse, and H. G. Maas. "Configuration of Multi Mirror Systems for Single High-Speed Camera Based 3D Motion Analysis". In: Electronic Imaging 2007. Ed. by J. A. Beraldin, F. Remondino, and M. R. Shortis. 64910L. San Jose, USA, 2007, pp. 1–10. DOI: https://doi.org/10.1117/12.700109.

107. K. Raguse. "Dreidimensionale Photogrammetrische Auswertung Asnychron Aufgenommener Bildsequenzen Mittels Punktverfolgungsverfahren". PhD thesis. Leibniz Universität Hannover, 2007. URL: https://www.ipi.uni-hannover.de/fileadmin/ipi/publications/Raguse-2007_Diss_Reihe-UH_01.pdf.

108. K. Raguse, P. Derpmann-Hagenström, and P. Köller. "Verifizierung von Simulationsmodellen Für Fahrzeugsicherheitsversuche". In: *Publikationen Der Deutschen Gesellschaft Für Photogrammetrie, Fernerkundung Und Geoinformation*. Vol. 12. 2004, pp. 367–374.

109. K. Raguse and T. Luhmann. "Einsatz Der Dynamischen Photogrammetrie Bei Fußgängerschutzversuchen in Der PKW-Entwicklung". In: *Photogrammetrie, Laserscanning, Optische Messtechnik – Beitr äge Der 5. Oldenburger 3D-Tage*. Wichmann Verlag, 2006, pp. 10–17.

110. J. N. Reddy. *An Introduction to Nonlinear Finite Element Analysis*. Oxford University Press, 2004. ISBN: 978-0-19-852529-5.

111. H. A. Richard, G. Kullmer, and D. Nöcker. *Biomechanik: Grundlagen und Anwendungen auf den menschlichen Bewegungsapparat*. Lehrbuch. Wiesbaden, Deutschland: Springer Vieweg, 2013. ISBN: 978-3-8348-0384-9.

112. H. Sarin, M. Kokkolaras, G. Hulbert, P. Papalambros, S. Barbat, and R.-J. Yang. "A Comprehensive Metric for Comparing Time Histories in Validation of Simulation Models With Emphasis on Vehicle Safety Applications". In: *Volume 1: 34th Design Automation Conference, Parts A and B*. ASME International Design Engineering Technical Conferences and Computers and Information in Engineering Conference. New York, USA: ASMEDC, 2008, pp. 1275–1286. ISBN: 978-0-7918-4325-3 978-0-7918-3831-0. DOI: https://doi.org/10.1115/DETC2008-49669.

113. H. Sarin, M. Kokkolaras, G. Hulbert, P. Papalambros, S. Barbat, and R.-J. Yang. "Comparing Time Histories for Validation of Simulation Models: Error Measures and Metrics". In: *Journal of Dynamic Systems, Measurement, and Control*. 61401st ser. 132.6 (2010), pp. 1–10. ISSN: 0022–0434, 1528–9028. DOI: https://doi.org/10.1115/1.4002478.

114. V. Schindler. "Berliner Erklärung Zur Fahrzeugsicherheit". In: *8. VDI-Tagung Fahrzeugsicherheit* (2011).

115. H. Schluder. "Herausforderungen Und Lösungsansätze Für Die Numerische Entwicklung Am Beispiel Des Fußgängerschutzes". PhD thesis. TU Graz, 2010.

116. S. Schommer, V. H. Nguyen, S. Maas, and A. Zürbes. "Model Updating for Structural Health Monitoring Using Static and Dynamic Measurements". In: *Procedia Engineering* 199 (2017), pp. 2146–2153. ISSN: 18777058. DOI: https://doi.org/10.1016/j.proeng.2017.09.156.

117. A. Schumacher. *Optimierung mechanischer Strukturen: Grundlagen und industrielle Anwendungen*. Springer Berlin Heidelberg, 2020. ISBN: 978-3-662-60327-7 978-3-662-60328-4. DOI: https://doi.org/10.1007/978-3-662-60328-4.

118. D. Seibert and A. Koukal. "Pedestrian Protection and Its Implications on Front-Ends". International Conference Automotive Front-end (Wiesbaden, Deutschland). 2011.

119. M. H. Shojaeifard, A. Khalkhali, S. E. N. Rafsanjani, and K. Ghadirinejad. "Numerical Investigation on Automotive Bumper Structure Improvements for Pedestrian Protection". In: *International Journal of Crashworthiness* 22.6 (2017), pp. 635–653. ISSN: 1358–8265, 1754–2111. DOI: https://doi.org/10.1080/13588265.2017.1287521.

120. S. Shuler, F. Mooijman, A. Nanda, and G. Surisetty. "Improved Energy Absorber and Vehicle Design Strategies for Pedestrian Protection". In: SAE World Congress & Exhibition. 2005-01-1872. Detroit, USA, 2005, pp. 1–13. DOI: https://doi.org/10.4271/2005-01-1872.

121. H. Staack. "Charakterisierung des dynamischen Versagensverhaltens von Kunststoffkomponenten im Fußgängerschutz von Fahrzeugen". PhD thesis. TU München, 2016. URL: https://mediatum.ub.tum.de/1294097.

122. H. Staack, Ch. Teichmann, and K. Lehmann. "Inffiuence of Pedestrian Impact Direction to MCL Elongation". Carhs Fußgängerschutz Praxiskonferenz (Bergisch Gladbach, Deutschland). 2021.

123. J. Svoboda and M. Kuklik. "Inffiuence of Bumper Design to Lower Leg Impact Response". In: FISITA World Automotive Congress. Yokohama, Japan, 2006.

124. Y. Takahashi, I. Imaizumi, H. Asanuma, and M. Ikeda. "Responses of the Flexible Legform Impactor in Car Impacts". In: *IRCOBI Conference Proceedings*. Vol. IRC-13-93. Gothenburg, Schweden, 2013, pp. 777–788.

125. Y. Takahashi, S. Suzuki, M. Okamoto, S. Oda, R. Fredriksson, and B. Pipkorn. "Effect of Stiffness Characteristics of Vehicle Front-End Structures on Pedestrian Pelvis and Lower Limb Injury Measures". In: *IRCOBI Conference Proceedings*. Vol. IRC-11-62. Krakau, Polen, 2011, pp. 265–276.

126. Ch. Teichmann. "A Comparison between aPLI and HBM Simulation". Carhs Fußgängerschutz Praxiskonferenz (Bergisch Gladbach, Deutschland). 2020.

127. C. Thunert. *Cora Release 3.6 User's Manual*. Deutschland, 2012.

128. 167 Sess. U.N. GRSP. *ECE/TRANS/WP.29/2015/99, Proposal for 02 Series of Amendments to Regulation No. 127 (Pedestrian Safety)*. 2015. URL: https://unece.org/DAM/trans/doc/2015/wp29/ECE-TRANS-WP29-2015-99e.pdf (visited on 10/08/2024)

129. J. Uftring and G. Scholpp. "Validierung von Dehnratenabhängigem Schaummaterial Für Verschiedene Temperaturen". In: 4. LS-DYNA Anwenderforum. Bamberg, Deutschland, 2005, pp. 12–20.

130. C. D. Untaroiu, M. U. Meissner, J. R. Crandall, Y. Takahashi, M. Okamoto, and O. Ito. "Crash Reconstruction of Pedestrian Accidents Using Optimization Techniques". In: *International Journal of Impact Engineering* 36.2 (2009), pp. 210–219. ISSN: 0734743X. DOI: https://doi.org/10.1016/j.ijimpeng.2008.01.012.

131. E. Van Der Poest Clement, H. Van Der Wiel, P. Patka, J. C. Roos, and P. Lips. "Long-Term Consequences of Fracture of the Lower Leg: Cross-Sectional Study and Long-Term Longitudinal Follow-up of Bone Mineral Density in the Hip after Fracture of Lower Leg". In: *Bone* 24.2 (1999), pp. 131–134. ISSN: 87563282. DOI: https://doi.org/10.1016/S8756-3282(98)00153-7.

132. N. A. Vavalle, B. C. Jelen, D. P. Moreno, J. D. Stitzel, and F. S. Gayzik. "An Evaluation of Objective Rating Methods for Full-Body Finite Element Model Comparison to PMHS Tests". In: *Traffic Injury Prevention* 14 (2013), pp. 87–94. ISSN: 1538–9588, 1538–957X. DOI: https://doi.org/10.1080/15389588.2013.802777.

133. Philipp Wellkamp and Martin Meywerk. *Prognoseg üte von Crashberechnungen: experimentelle und numerische Untersuchungen an Karosseriestrukturen*. AutoUni-Schriftenreihe Band 133. Wiesbaden: Springer, 2019. 135 pp. ISBN: 978-3-658-24150-6.

134. P. Wriggers. *Nichtlineare Finite-Element-Methoden*. Springer, 2001. ISBN: 978-3-540-67747-5.

135. J. Wu, W. Altenhof, S. Bhattacharjee, S. Sundararajan, and J. Magliaro. "A Self-Adaptive Energy Absorber for Improved Pedestrian Safety and Low-Speed Damage Requirements". In: *International Journal of Crashworthiness* 25.1 (2020), pp. 74–94. ISSN: 1358–8265, 1754–2111. DOI: https://doi.org/10.1080/13588265.2018.1524546.

136. E. Yigit. *Reaktives FE-Menschmodell im Insassenschutz*. Springer Fachmedien Wiesbaden, 2018. ISBN: 978-3-658-21225-4 978-3-658-21226-1. DOI: https://doi.org/10.1007/978-3-658-21226-1.

137. O. Zander, C. Pastor, P. Leßmann, and D. U. Gehring. "Towards a World-Wide Harmonized Pedestrian Legform to Vehicle Bumper Test Procedure". In: *Proceedings of the 23rd ESV Conference*. Seoul, Südkorea, 2013, pp. 1–16.

138. Z. Zhan, Y. Fu, and R. Y. Yang. "Enhanced Error Assessment of Response Time Histories (EEARTH) Metric and Calibration Process". In: *SAE World Congress & Exhibition*. 2011-01-0245. Detroit, USA, 2011, pp. 1–12. DOI: https://doi.org/10.4271/2011-01-0245.

139. M. Zhang, J. Wang, J. Yao, C. Dong, and L. Zhang. "Optimization of the Vehicle Front Structure for Pedestrian Protection with the aPLI Legform Model". In: *Proceedings of China SAE Congress 2020: Selected Papers*. Ed. by China Society of Automotive Engineers. Vol. 769. Springer Nature Singapore, 2022, pp. 1447–1461. ISBN: 9789811620898 9789811620904. DOI: https://doi.org/10.1007/978-981-16-2090-4ffi94.

140. G. Zhou, W. Zhao, Q. Li, W. Shen, and C. Wang. "Multi-Objective Robust Design Optimization of a Novel NPR Energy Absorption Structure for Vehicles Front Ends to Enhance Pedestrian Lower Leg Protection". In: *Structural and Multidisciplinary Optimization* 56.5 (2017), pp. 1215–1224. ISSN: 1615–147X, 1615–1488. DOI: https://doi.org/10.1007/s00158-017-1754-9.

141. O. C. Zienkiewicz, R. L. Taylor, and J. Z. Zhu. *The Finite Element Method: Its Basis and Fundamentals*. Elsevier, 2013. ISBN: 978-1-85617-633-0. DOI: https://doi.org/10.1016/C2009-0-24909-9.